田中康雄　著

ADHDとともに生きる人たちへ

医療からみた「生きづらさ」と支援

金子書房

はじめに　本書成立における言い訳のようなもの

こころとそだちのクリニックむすびめ　田中康雄

本書は、二〇一七年、二〇一八年と二年続けて東京で実施した金子書房主催の「Conners 3 日本語版（DSM－5対応）導入ワークショップ」の内容を元に書籍化したものです。

僕は二〇〇一年に『ADHDの明日に向かって』（星和書店）[*a]を世に出して以来、注意欠如・多動症、通称ADHDに対して、何かと関わり続けています。

そのなかで、二〇〇八年にデュポール（DuPaul, G. J.）らが一九九八年に著したADHD Rating Scale-IVを明石書店から翻訳出版し[*b]、ADHD－RSという日本語版の作成に参加し、さらに二〇一一年にはコナーズ（Conners, C.

K.）が二〇〇八年に著したConners 3を金子書房から翻訳出版するお手伝いをさせていただきました。[*c]

精神科臨床医としての僕は、統計学に基づいた評価スケールの評価や実践は決して得意分野ではなく、この二つを紹介する上ではまったく適任者ではないと強く自覚しております。それでも、その時その時の時代の要請というか、流れに抗うことができず、浅学非才ながら加担してきました。

とりあえず、ADHD－RSは、現在日本における標準化までを作成公表することができ、Conners 3に関してはDSM－5に準拠した改訂版を世に出すことはできました。

二〇一七年にConners 3日本語版のDSM－5対応版が出たことで、金子書房から、この検査用紙の臨床における活用にあたり、その有効性と留意点を盛り込んだワークショップの開催を要請され、監訳者としては避けて通れないと覚悟し引き受けた次第です。

僕は、Connesr 3を活用するうえでの情報を十分に提供できるほどの力量はありませんが、ADHDが示す特性が、さまざまな背景から認められるものであることから、ワークショップでは、まずＡＤＨＤの複雑さや臨床の課題についての情報提供を心がけようと思いました。

開催していただいた金子書房が、講演内容を録画し、文字化された時点で、Conners 3日本語版 ＤＳＭ－5対応版の活用ではなく、ＡＤＨＤをもって生きる方々への支援のための覚書のようなところに注目され、書籍化を勧めてくださいました。

僕は、そのときのライブ感を失わないよう最小の加筆修正をしました。講

＊a　田中康雄『ＡＤＨＤの明日に向かって――認めあい・支えあい・赦しあうネットワークをめざして』星和書店、二〇〇一年

＊b　DuPaul, G. J., Power, T. J., Anastopoulos, A. D., & Reid, R.: *ADHD Rating Scale-IV: Checklist, norms, and clinical interpretation.* Guilford Press: New York, 1998.（市川宏伸・田中康雄監修、坂本律訳『診断・対応のためのＡＤＨＤ評価スケール　ＡＤＨＤ－ＲＳ［ＤＳＭ準拠］――チェックリスト、標準値とその臨床的解釈』明石書店、二〇〇八年）

＊c　Conners, C. K.: *Conners 3rd edition manual.* Multi-Health Systems: Toronto, 2008.（田中康雄監訳、坂本律訳『Conners 3日本語版マニュアル』金子書房、二〇一一年）
なお、Conners 3は英語原版が一部改変されたため、日本語版における該当事項も改変した。詳細は金子書房のホームページ（http://www.kanekoshobo.co.jp）にて確認していただきたい。

演という性質から、引用した文献などのすべてを正確に網羅できていないところもありますが、どうか本書の成立過程をご理解いただき、ご容赦いただければ幸いです。

目次

I　ADHDの登場

絵本にみる「落ち着きのない子」

ADHD[*1]は、発達障害なのでしょうか。それとも、われわれ人類が勝手につくり出した障害なのでしょうか。

ドイツの精神科医であるハインリッヒ・ホフマン（Hoffman, H.）は、一八四五年に『もじゃもじゃペーター』[*2]（原題 *Der Struwwelpeter*）という絵本を描きました。その絵本ですが、なかには髪の毛をボサボサにして、爪を伸ばし放題にして、お風呂も入っていないような強迫症らしき青年の絵があったり、上の空になって川に落ちてしまう男の子の絵があったり、神経性やせ症の子や、動物を虐待してお母さんを殴ってしまう素行症の少年の絵があったりと、なかなか強烈です。

ホフマンは、この絵本を三歳の息子のクリスマスプレゼントとして描いたそうです。三歳向けの絵本の中身が神経性やせ症や強迫症というのもどうしたものか、と思いますが、ホフマンは精神科医として、当時往診しては、三歳から六歳くらいまでの子どもに接する機会があったようです。今でいう児童精神科医のような仕事もしていたのかもしれません。

この絵本の中に「そわそわフィリップ」というお話が四コマ漫画のような形式で登場します。

「そわそわフィリップ」の始まりは、食事の場面です。「フィリップ君は、今日もお父さんとお母さんと食卓を囲んでいるよ」という話なのですが、お父さんお母さんは食卓を囲んだときからもうすでにすごい顔をしています。「こいつはまたやるのか」という顔ですね。ところが、フィリップ君はわれ

＊1　ＡＤＨＤ（Attention-Deficit/Hyperactivity Disorder）：注意欠如・多動症
＊2　ハインリッヒ・ホフマン（佐々木田鶴子訳）『もじゃもじゃペーター』ほるぷ出版、一九八五年
同書の邦訳には、『もじゃもじゃペーター』（生野幸吉訳／復刊ドットコム／二〇〇七年）と『ぼうぼうあたま』（伊藤庸二訳／銀の鈴社／二〇〇六年）もある。

――――――――――何か落ち着きのない子というのは、
昔からときどき見かけるものでした。

関せずで、椅子をギッタンバッタン、ギッタンバッタンしています。お父さんとお母さんが「落ち着けよ」「落ち着きなさい」と声をかけたとたん、後ろにガターンと倒れてしまい、さらにテーブルクロスを握っていたものですから、食卓は大惨事！というようなお話です。

おそらく、これがＡＤＨＤ、落ち着きのない子どものことを、はじめて世間に知らしめたものではないかと言われています。もちろん、このエピソードだけでフィリップ君がＡＤＨＤと診断できるかどうかは別です。僕が子どものころも、こういう子はたいていクラスに一人か二人はいました。椅子をギッタンバッタンしていて、後ろにゴーンと倒れてしまう子。ＡＤＨＤではないとしても、こんなふうに何か落ち着きのない子というのは、昔からときどき見かけるものでした。

ＡＤＨＤ概念のあゆみ

歴史的な流れについては、ラッセル・バークレー（Barkley, R. A.）という、アメリカでずいぶん昔からＡＤＨＤを研究していた人が書いたＡＤＨＤのハンドブック*4があります。そこで展開しているＡＤＨＤの概念の歴史を参考に簡単に歩みを振りかえろうと思います（表1）。

日本でもよく知られているのはＭＢＤ、微細脳機能障害（Minimal Brain Dysfunction）でしょう。脳に何か微細な傷がついていて、それにより落ち着きがない、学習に困難を来すというものです。僕が学生だったころの一九八

＊4　Barkley, R. A.: *Attention-Deficit Hyperactivity Disorder: A handbook for diagnosis and treatment, 4th ed.* Guilford Press: New York, 2014.

表 1　ADHD 概念のあゆみ（田中、2018 *3 より改変）

	年代	特徴	診断名の変遷
第1期	1900–1959	脳損傷	1902 年：道徳的統制の異常な欠如 1918 年：嗜眠性脳炎後遺症 1947 年：脳損傷児 1959 年：微細脳損傷（Minimal Brain Damage）
第2期	1960–1969	多動性への注目	1962 年：微細脳機能障害（Minimal Brain Dysfunction : MBD） 1963 年：学習障害（Learning Disabilities : LD） 1968 年：子どもの多動性反応（Hyperkinetic Reaction of Childhood ; DSM－Ⅱ） 1969 年：過動症候群（Hyperkinetic syndrome）
第3期	1970–1979	不注意優勢	診断名の変遷としては空白の時期 薬物療法が台頭する
第4期	1980–1989	ADHDのサブタイプ前夜	1980 年：多動を伴う／伴わない注意欠陥障害（Attention Deficit Disorder with and without Hyperactivity ; DSM－Ⅲ）：不注意 1987 年：注意欠陥多動性障害（Attention－Deficit Hyperactivity Disorder; DSM－Ⅲ－R）：不注意の衰退
第5期	1990–2012	サブタイプからなるADHD（症候群化） 生物学的接近として神経化学、分子遺伝学と神経画像検査、神経心理学の台頭 成人例への注目	1993 年：多動性障害（ICD－10） 1994 年：注意欠陥／多動性障害（Attention－Deficit/Hyperactivity Disorder; DSM－Ⅳ） 2000 年：注意欠陥／多動性障害（Attention－Deficit/Hyperactivity Disorder; DSM－Ⅳ－TR　＊ 2008 年刊行の日本語版第 5 刷より注意欠如・多動性障害となる）
第6期	2013–	神経発達症群から、合併症、二次障害、複雑性PTSDとの関与も検討 多様異種性の時代へ	2013 年：注意欠如・多動症（Attention－Deficit/Hyperactivity Disorder ; DSM－5） 2018 年：ICD－11　6A05 Attention deficit hyperactivity disorder

○年代には「微細脳機能障害、ＭＢＤ」という記載が精神科の教科書にありました。落ち着きがなくて、そわそわしていて、不注意で集中困難。しかし、大人になるにつれて落ち着いてくるという、三行くらいの記載がありました。自閉症についても四行くらいしか記述がなく、当時は精神科の領域でも発達障害は知的障害より記載が少ない時代だったわけです。もちろん、そのときにはＡＤＨＤという名前はありませんでしたから、ＭＢＤとして認識されていました。

バークレーによると、一九五九年にＭＢＤというものが出てきたといいます。同じＭＢＤですが、こちらは微細脳損傷（Minimal Brain Damage）です。これより前の一九〇〇年から一九四九年の間も、こうした子どもたちは脳に何かしら傷がついているのではないかと考えられ、数例報告されたのが始まりです。このときは、「何か脳に問題があるのではないか、何か傷がある

＊3　田中康雄「ＡＤＨＤ――脳とこころと人生」『こころの科学』二〇〇号、四七―五三頁、二〇一八年

のではないか」と考えたわけです。しかし、「傷があるのではないか」とは、言われる側からすると、とても失礼な話ですね。その当時、一番問題になったのは出生時外傷です。産道を通るときの脳へのダメージや低酸素脳症などが原因ではないかといわれていました。一九六〇年から一九六九年、つまり六〇年代には「微細脳機能障害」となり、「損傷」（Damage）という言葉は、「障害」あるいは「機能不全」（Dysfunction）に代わり、使われなくなりました。このＭＢＤが出てきた一九六二年の翌年、一九六三年に今でいう学習障害、ＬＤ（Learning Disabilities）が出てきました。これはアメリカの教育学者のサミュエル・カーク（Kirk, S. A.）の命名です。知的に遅れがないにもかかわらず、学業不振を来すというような子どもたちに対して使った名前です。

これも諸説あるのですが、『ハイパーアクティブ』[*5]という本にも書かれている視点として、こんな話があります。アメリカで当時、落ち着きのない子どもや学習につまずきのある子どもがクローズアップされた背景に、ソビエト連邦との宇宙開発競争があったというものです。一九五七年にソ連はアメリカに先立ち、初の人工衛星打ち上げに成功します。さらに、その四年後には初の有人宇宙飛行も成し遂げてしまいます。当時、両国は冷戦状態にあり、アメリカは自国がナンバーワンと思っていたところを、先にソ連が宇宙に行ってしまったものですから、政府はものすごく焦ったといいます。子どもたちにもう少し丁寧に目を向けなくてはならない、何か子どもたちをブラッシュアップしていく方法があるのではないかといった、教育的な背景にも危機感が広がりはじめました。そこへきて、ＬＤという概念をカークが打ち出して、アメリカ政府としては「これだ！」と思ったのでしょう。ＬＤに対しての教育的配慮に力を入れるようになったというわけです。そして当時、ＭＢＤ、いわゆる落ち着きのない子どもも教育的配慮の対象になるのではないか、ということになり、ＭＢＤは、行動面の問題としてのＡＤＨＤと教育の問題からのＬＤに分割された、という説が『ハイパーアクティブ』には書かれて

＊5　マシュー・スミス（石坂好樹・花島綾子・村上晶郎訳）『ハイパーアクティブ――ＡＤＨＤの歴史はどう動いたか』星和書店、二〇一七年

います。真偽はさておき、この一九六三年のカークの学習障害は、アメリカにしては当時珍しく速やかに受け入れられて、学校教育法の中にも入り込み、日本で言うところの特殊教育の対象となっていきます。

そういう説もある一方で、アメリカの人種差別の問題を背景とする別の説もあります。アメリカの白人に対して「知的障害」という言葉を使わないための隠れ蓑として学習障害ができた、という話ですね。知的障害があるのは黒人で、知的障害のない学習困難者は白人だという分け方をするのに、ＬＤというものが登場したという説ですが、この辺はもうよくわかりません。

診断基準ＤＳＭの浸透

しかし、この一九六三年のころ、人類が前へ前へと進んでいたときに、落ち着きのない子どもや、いわゆる学業不振を来す子どもに対して、教育、医

――――――人類が前へ前へと進んでいたときに
落ち着きのない子どもや、学業不振を来す子どもに対して、
教育、医学が視野を広げたということはいえるでしょう。

学が視野を広げたということはいえるでしょう。一九六八年に発表されたDSM[*6]−Ⅱで、子どもの多動性反応という概念が採用されました。この段階で学習不振と多動がMBDから分割されました。そして、一九六九年にはハイパーアクティブ・シンドローム（過動症候群）という名前が、臨床場面に登場するようになります。

七〇年代には、少し空白の時期があります。しばらく据え置かれたのちに、成人への移行という点に注目が集まるようになり、一九八〇年のDSM−Ⅲで華々しく出てきたのが、「多動を伴う注意欠陥障害」と「多動を伴わない注意欠陥障害」、いわゆるADHDとADD（Attention-Deficit Disorder）です。このときは、多動はおまけで、不注意のほうが中心でした。不注意のある子どもが中心で、多動があるかないかということで二つに分けていたのです。DSM−Ⅲからは、診断行為そのものが、かなりシビアになりました。

＊6　DSM（*Diagnostic and Statistical Manual of Mental Disorders*）：精神疾患の診断・統計マニュアル

――――'90年代になってくると、もう少し生物学的に、遺伝的にADHDというものを調査して研究していかなければならないという流れになるわけです。

ＤＳＭ－ⅠとＤＳＭ－Ⅱは診断名のカタログでしたが、ＤＳＭ－Ⅲからは少しずつ診断基準にのっとっていこうという流れになるわけです。ＤＳＭ－Ⅲからは日本語訳も登場し、すぐにＤＳＭ－Ⅲ－Ｒになって、ＤＳＭ－Ⅳ、ＤＳＭ－Ⅳ－ＴＲ、そして現在のＤＳＭ－５と続きます。一九八〇年のＤＳＭ－Ⅲでは不注意を基軸にして多動を伴う／伴わないという視点が、わずか七年で多動に傾きます。不注意優勢型から多動優勢型へ。多動を伴う／伴わないではなくて、注意欠陥多動性障害、ＡＤＨＤへと統一されます。これが一九八七年。ＤＳＭ－Ⅲ－Ｒで名前が変わるのです。

その後、九〇年代になってくると、今度は大人のほうが注目されるようになります。八〇年代に診断をつけた人が一〇年たつころには大人になります。それでは大人のＡＤＨＤはどうなるのか、ということになりますね。同時にもう少し生物学的に、遺伝的にこのＡＤＨＤというものを調査して研究しなければならないという流れになるわけです。ＬＤというのは、ともかく教育現場の中での名称ですので、教育の中でどんどん教育的配慮が進んでいく。一方、ＡＤＨＤに関しては医学的に薬物療法、すなわちメチルフェニデート[*7]

を使った薬物療法が注目されていく。つまり医学的、生物学的な接近へとなっていきます。

ICD–10の台頭

一九九三年、ICD[*8]–10で、「F–90、多動性障害」というコードが記載されます。DSMはアメリカが作った国際診断基準ですが、ICD–10というのはWHO（World Health Organization：世界保健機関）が作っている国際診断基準です。日本はICDを採用しているので、公的な文書にはADHDという名称は用いず、この「F–90、多動性障害」を記載します。多動性障

＊7　メチルフェニデート（Methylphenidate）：精神刺激薬
＊8　ICD（*International Statistical Classification of Diseases and Related Health Problems*）：疾病及び関連保健問題の国際統計分類

害は多動がメインなので、不注意優勢型というのは認められていません。ICD－10はイギリスが主導権を握っているのですが、ADHDが八〇年代に注目されはじめたときに、イギリスではADHDと診断のつく子どもはほとんどいないといっていたのです。発生率を見てみると、アメリカは「ADHDだ、ADHDだ」と診断をバンバン出して五％くらいだったときに、イギリスでは一％ほどでした。イギリスではADHD以上に、素行症が多かったのです。いわゆる「言うことをきかない子」が問題になっていたわけですが、そういう子どもたちは、イギリスの伝統的な、お尻をたたくというしつけの対象となります。WHOのICD－10は、そのイギリスが主導権を持っている診断基準なので、多動性障害として多動に焦点が当てられたのです。

これまで長らくICD－10とDSMの間では喧嘩別れしていて、わかりにくい状態が続いていましたが、DSM－5が二〇一三年に発行されて、二〇一八年六月にICD－11が出ました。ここにきてようやく和解が生じて、ICD－11ではADHDの名前が採用されています。ADHDだけではなく、自閉スペクトラム症の名称もそうですが、ICD－11とDSM－5で診断用語がほぼ統一されています。おそらく、今後、原語版と日本語版の両方が発行されることになるでしょう。

日本語名の変遷

話をDSMに戻しますと、一九九四年にDSM－Ⅳが発表され、AD／HD、注意欠陥／多動性障害というスラッシュ入りの名前が出てきました。二〇〇〇年には改訂版としてDSM－Ⅳ－TRが出ます。二〇〇八年に、日本語版で「欠陥」という表現を用いるのは適切でないという指摘があがります。ほかにも精神科では、「精神分裂病」から「統合失調症」へ、「痴呆」から「認知症」へと言い換えるなど、名称変更の動きがありましたので、同じ機会に「欠陥」という表現をやめ「欠如」にしようということになりました。「欠如」だったらいいのかどうかはわかりませんが、ADHDはDSM

－Ⅳ－ＴＲの日本語版第五刷より「注意欠如・多動性障害」という名称になりました。ただし、通称としてはＡＤＨＤを用いる。先のＭＢＤと同じように、日本語訳はちょこちょこ変わるけれども、略式語は変わらないということです。

二〇一三年にＤＳＭ－５が発表されると、さらに「注意欠如・多動症」という名称に代わります。ＤＳＭ－５はアメリカで一番新しい診断基準で国際的にも認められているのですが、日本語に翻訳するに当たって監修を担当した日本精神神経学会が、基本方針として「障害」という表現をなるべく排除することを打ち出しました。たとえば、「学習障害」は「障害」を「症」に変えて「学習症」とする、という具合です。すべてではないけれどもできるだけ、ということで、「注意欠如・多動性障害」も「注意欠如・多動症」に変更されました。

Ⅱ　ＡＤＨＤのいま

障害を規定するもの

ＡＤＨＤに関して、二〇〇〇年からは、いわゆる神経の画像検査、ＭＲＩ[*9]の結果も含めて、前頭葉の血流不足や神経伝達物質、トランスポーターのアンバランスが原因ではないか、ならば神経伝達物質に関与する薬物治療は効果があるのではないか、という説が出はじめます。これに対する分子遺伝学の回答もあって、大人のＡＤＨＤの治療への関心も高まっていきます。

日本でも大人のＡＤＨＤはここ数年、一大ブームとなっています。一般の精神科外来でも、「自分はＡＤＨＤではないか」と言って受診する成人の患者さんが急増し、現場を非常に混乱させる事態となっているわけです。そもそも、ＡＤＨＤと診断するための確実な医学的証拠はありませんから、本当にＡＤＨＤなのか、あるいは別の何かなのか、診断をめぐっての難しさが目立ち、もうわけがわからなくなってきているというのが現状ではないでしょうか。

こうした一〇〇年もの連綿と続くＡＤＨＤの歴史は、決してつくられたものではありませんが、冒頭の質問を考えるとき、社会学者のピーター・コンラッド（Conrad, P.）[*10]の視点が示唆を与えてくれるでしょう。

コンラッドは、たとえばアルコール依存症をいわゆる医療化させられたひとつのタイプであるとしています。同様に、落ち着きのない子どもに多動症という名前を付けて、メチルフェニデートという薬物療法を行ったという事態も、社会学的にいうと、医療がつくり出した病態ではなく、社会がつくり出した疾病であるという視点で捉えています。この点は精神科医のなかでも意見が分かれるところかもしれません。ただ、その人の生き方が社会において許容され支持されれば、それは障害ではなくなる一方で、その社会におい

＊9　ＭＲＩ（Magnetic Resonance Imaging）：磁気共鳴画像
＊10　Ｐ・コンラッド、Ｊ・Ｗ・シュナイダー（進藤雄三監訳、杉田聡・近藤正英訳）『逸脱と社会化——悪から病へ』ミネルヴァ書房、二〇〇三年

てそれが弾圧、糾弾されていくと障害となっていくというのは、統合失調症を含め、精神科医療ではよく指摘されることだと思います。ユニークと思われるか、排除の対象とされるのか。実体として目に見えない心の有り様や人の生き方を問う精神科領域では、常にそういう視点が入ってきます。

診断基準に話を戻すと、ここ一〇年以上使われてきたＤＳＭ－Ⅳ－ＴＲには、ＡＤＨＤの症状は七歳までに認められる、ということが明記されていました。二カ所以上の場面で六カ月以上にわたって認められるものである――長期間、いたるところで、かつ、小さいころから認められるということが前提です。その症状の有無は、不注意、多動、衝動的という三つの柱の中にそれぞれ項目があって、その項目をいくつ満たすかということでチェックしましょう、ということだったわけです。

アメリカでは、非常にシビアに「七歳までになかったら、ＡＤＨＤとは診断してはいけない」と見なしますが、日本の医療はその点、ある意味で柔軟なので、「八歳から認められても、まあ、いいか」と考えて、厳密に七歳にこだわることはないようです。ただし、いずれにしても急に症状が出てくる

――――――――日常生活に出てくる困り感というのは、
環境の許容性によって変わるということなのです。

ものではないというのは一致しています。小学六年生くらいから急に落ち着かなくなったとか、中学校に行ってから不注意になったとか、それまではものすごく律儀な子だったのに最近は上の空で、というのは、学校がつまらないのかな、勉強が面白くないのかな、というニュアンスで捉えられます。ですから、小さいころから症状が認められ続けているのは、さもありなんといえます。

その症状によって、社会的、学業的、または職業的な機能につまずきが認められている。つまり、不注意、多動、衝動性によって日常生活に支障を来すということで、ここが社会学的視点なのですが、この日常生活に出てくる困り感というのは、環境の許容性によって変わるということなのです。

狭いところでは、家族の中でも評価は変わります。夏休みの宿題をためてしまった子どもに対して、「いいよ、夏休みの宿題なんて。八月三一日にすればいい」「忘れたって、どうってことないよ」と、『サザエさん』のカツオ君みたいなことを言うおおらかなお父ちゃん、お母ちゃんがいる一方で、「どうして七月中に終わらせなかったんだ！」と激怒する律儀なお父さんと

――――――世界的な数値の平均として、たいてい人口の5%に
ADHDと診断される人がいるとされています。
これは非常に多い数字です。

お母さんがいる。後者の場合、ちょっとのんびり屋な子どもは大変なことになっていきます。

学校でも同じです。学校の先生がとてもおおらかで、朝言ったことと帰りの会で言っていることが違うくらいの朝令暮改タイプの先生だと、非常に居心地がいい。ＡＤＨＤタイプの子は行き当たりばったりですから、「いいぞ」と盛り上がる一方で、逆にすごく律儀な自閉スペクトラム症の子だと、「先生が言っていることはめちゃくちゃだ、大人は信用できない」となってしまう。そういう具合に、相性の問題や社会的な問題があるわけです。

社会学的視点から考えると、国際的な違いという問題も出てきます。中南米、たとえばメキシコではＡＤＨＤの診断基準の閾値が非常に高くて、少しくらいハイパーな人には診断がつきません。メキシコの人はみなさん基本的にハイパーなのでしょうか、日常レベルでハイパーな人全員に診断をつけていたら、大半の人が該当してしまうわけですが、そこを飛び抜けてまさにハイパーと選ばれし者は、判断基準が異なってくるでしょう。そうなると、国によって発生率がまったく異なってしまいます。それでも、世界的な数値の

平均として、たいてい人口の五％にＡＤＨＤと診断される人がいるとされています。統合失調症の発生率が一％であることを考えると、この五％というのは非常に多い数字です。

アメリカの保険制度との関連

ＤＳＭ－５以前は、除外診断としては、これまで広汎性発達障害、いわゆる自閉スペクトラム症の診断がつく人には、ＡＤＨＤの診断をつけてはいけないというのがアメリカの基準でした。これも、日本は当初から完全に無視していましたね。臨床現場の実感としては、ＡＤＨＤと自閉スペクトラム症の二つの診断名をつけても別に構わないのではないかと。スウェーデンのジルボーク（Gillberg, C.）は、そこにＬＤや発達性協調運動症が重なると、ＤＡＭＰ（Deficit in Attention Motor control and Perception：ダンプ）という症候群になる、境界線なんかない、ということを言っていて、そのとおりだと僕も思っていました。

でも、アメリカは非常に厳密なので、診断が二つつくのを許しません。これはまた全然違う次元の話ですが、アメリカの診断基準の厳しさというのは、国民皆保険ではないというところにあるようです。

アメリカでは、裕福な人は豊かな保障をする保険会社と契約を結び、ひとつの疾病に対しての有効な治療期間は長く保障される仕組みになっています。富の少ない人の場合は、保険に入っていないと、医療機関を受診してもほぼ実費になるので治療しないのですが……。そのバックアップを行う保険会社は、診断名がたくさんつくと、おのずから治療費を多く出さなくてはならなくなる。アメリカの保険会社は、マネージドケアという管理医療制度を設定して、医療コストの削減化を図りました。そうしたなかで、医師側の診断に対して、「なぜ二つも診断がつくのか」というシビアな姿勢になっていたのではないかと、僕は推測しています。

摂食障害でも入院は一週間以内、アルコール依存症の場合でも一週間以内、というように保険が適用される入院期間を厳密に決めていて、それ以上は実費となります。

『ER』というアメリカの救急救命室のテレビドラマに昔こんな話がありました。クリスマスの夜にホームレスのアルコール依存症者が街で倒れていて、救急搬送されるのですが、ホームレスでマネージドケアに入っていないので入院させることができません。結局、街に帰すという酷な展開となります。若い研修医が「死んじゃいますよ」と言うけれども、「仕方ないんだ、この国では」という言葉が返ってきて、すごいと思ったことがありました。それくらいシビアなので、広汎性発達障害にADHDと二つも診断がついて、それぞれ継続的な治療で、特に薬物の処方が必要となると厳しいのでしょう。

最近はわからないけれども、随分昔にアメリカに行ったときに、バスの中に医療のコマーシャル雑誌が置いてありました。アメリカはコマーシャルの国ですからね。その雑誌には、「ADHDを治します」というチラシがたくさん入っていて、なかでも目を引くのは、メチルフェニデートを使わない治療をしていますというアピールです。アメリカでは、いわゆるメチルフェニデートを使わないでADHDの治療をすることを売りにすると、患者が殺到してくるのでしょうか。当然、とてもお金がかかるのですが、そこにマネージドケアが入ってくる。さらに、自閉スペクトラムの障害が入ってきて、構造化した行動療法を行う、というようになると、医療費が膨大なことになってしまいます。そのために診断の枠を狭くしたのではないかと、僕は思っています。

転換期を迎えた診断基準

でも、医学的なレベルではすでにこの二つの併存は無視できなくなってきている現状があります。ADHDと自閉スペクトラム症が併存する子どもたちは圧倒的に多い、というのがほぼ共通認識になっています。

自閉スペクトラム症についても、非常に裾野が広がってきています。広汎

—ADHDと自閉スペクトラム症が併存する子どもたちは
圧倒的に多い、というのがほぼ共通認識になっています。

性発達障害という名のもとに、自閉症とアスペルガー症候群と二つに分けていたこと自体も、ＤＳＭ－５では廃止されました。この二つの病名が消えて「自閉スペクトラム症」と一括りになり、「スペクトラム＝連続帯」として捉えられるくらいに幅が広くなっているのです。もう境界線があるようでないような発達障害の話になってきているといえます。

その中で今回、ＡＤＨＤと自閉スペクトラム症は併存してよいとＤＳＭ－５がお墨付きを与えた。ＤＳＭ－Ⅳの時代は、ＡＤＨＤと広汎性発達障害の鑑別に関する文献が医学ジャーナルにあふれていました。ＷＡＩＳやＷＩＳＣ[*11]を使って、ＡＤＨＤとアスペルガー症候群の鑑別を行うといった内容のものですね。ところが、ＤＳＭ－５が出た二〇一三年を境に、この二つが併存しているケースというのが、もう節操がないくらい医学ジャーナルに登場するようになりました。今度は、その二つが併存しているケースと併存してい

＊11　ＷＡＩＳ（*Wechsler Adult Intelligence Scale*）：ウェクスラー式成人用知能検査
ＷＩＳＣ（*Wechsler Intelligence Scale for Children*）：ウェクスラー式児童用知能検査

——DSM-5の一番の目玉は、
この神経発達症群というカテゴリーを作ったことだと、
僕は思っています。

ないケースの鑑別診断がものすごく取り上げられるようになっています。さすがと言うか……。

そもそも、それまでは子どもと青年期に見られる情緒と行動の障害という分類だったＡＤＨＤが、ＤＳＭ－５では神経発達症群、いわゆる発達障害というカテゴリーに括られました。ＤＳＭ－５の一番の目玉は、この神経発達症群というカテゴリーを作ったことだと、僕は思っています。神経発達症群、日本語でいうところの発達障害というグループの中に、知的障害と学習症と言葉の遅れと自閉スペクトラム症とＡＤＨＤと発達性協調運動症が全部一括りになったのです。これによって知的障害と心理発達の問題という分け方はなくなりました。ＩＣＤ－10でも、自閉症とＬＤと発達性協調運動障害等の問題は心理的発達の障害で、知的障害、多動性障害は別のカテゴリーに組み込まれていました。今回ＤＳＭ－５で全部が一括りになり、ようやく発達障害という定義ができるようになったのです。

日本はＡＤＨＤについてはすでに発達障害者支援法[*12]の中に発達障害として組み込んでいたので、大きな混乱はありません。ただ、知的障害と発達障害は分けてきたので、それらを一緒くたにするとなると、福祉的な政策も変わってきます。

今、日本は、知的障害の方のための知的障害手帳、東京都では「愛の手帳」と呼ばれていたり、地域によって名称は異なりますが、そうした一般的には療育手帳といわれているものと、それ以外の発達障害の方のための精神障害者保健福祉手帳という二つの福祉手帳があります。精神障害者保健福祉手帳は、本来は統合失調症や躁鬱病の方を対象とする「精神障害」の手帳でしたが、そこに発達障害を加えました。つまり発達障害を精神障害として位置づけるという、少しわかりにくい部分があります。今後は、精神障害手帳と、知的障害も含む発達障害手帳というものができれば、非常に整理されてくるのではないでしょうか。

医学的にはようやく神経発達症群というカテゴリーができて、ここにAD

＊12　発達障害者支援法：二〇〇四年に公布、翌年より施行。二〇一六年に「発達障害者支援法の一部を改正する法律」（改正法）が公布、施行された。

ＨＤが組み込まれた。しかも、それまでは七歳までに認められるとされていた発症年齢が一二歳までに引き上げられました。

臨床的にも、多動・衝動性があるお子さんは小さいときから目立つ一方で、不注意優勢型のお子さんはあまり目立ちません。おとなしい、夢見る夢子ちゃんみたいな感じで、幼稚園にいてもニコニコして空想話をいろいろしていたり、ぼんやりとしていて、「聞いている？」と聞くと「うん、聞いている」とは言うけれども、本当はあまり聞いていない。幼稚園や保育所では、学業面の特徴が見えづらいために目立たないのです。自由行動でも「何か好きなことをしていましたよ」とか「ぼんやりしているけれどもマイペースなお子さんですね」と言われるくらいです。

このあたりは自閉スペクトラム症との関連性もあって難しいのですが。学校場面でも、六、七歳だと小学校一、二年生ですから、まだ授業もガツガツやらないので、「大丈夫ですよ、わかっているようですから」という感じで進みます。ところが、三年生になると必修漢字も増え、勉強への集中も要求され、少しでもぼんやりしていると注意が入るようになります。ＤＳＭ－５

臨床上の経験からいえることですが、
これはADHDだなというお子さんは、
小さいときが最も目立ちます。

が判定する年齢を一二歳までに引き上げたのは理に適っているとは思います。

発症年齢の引き上げに加えて、診断に必要な症状の項目数が変わりました。それまで一律、九項目中六項目だったのが、一七歳以上については五項目となり、一項目減ったのです。年齢が上がるに従って症状が目立たなくなることは確かにあります。目立たなくなったから大丈夫ということではなくて、少しリカバリーはできているけれども、やはりまだ課題はあるからサポートしましょうと裾野を広げたのです。このあたりも諸説あります。

それについてアメリカの本では、年齢や症状の項目数など、基準を緩和したことによってＡＤＨＤと診断されることが増えるのではないか、そうして治療薬をたくさん処方されて製薬会社が儲けるのではないか、ということも書かれています。しかも、ＤＳＭ－Ⅳ以前にエディターを務めていた重鎮の精神科医は、ほとんどが製薬会社と癒着していたということで、ＤＳＭ－５では大半のメンバーが刷新されてしまい、そのために、本当なら数年前に出ていなくてはならなかったＤＳＭ－５がなかなかできなかったという裏話があったらしいです。真偽のほどは不明ですが。

臨床上の経験からいえることですが、これはＡＤＨＤだなというお子さんは、小さいときが最も目立ちます。成長するにつれて、さすがに学習効果があって学ぶものです。

たとえば、大人で多動の方というのは、よく見てみると貧乏ゆすりをしていたり、何となくそわそわしているけれども、さすがに会議中に立ち上がって離席して走り回るほどではない。上着を繰り返し脱いだり着たりしたり、筆記用具をカチャカチャしたり、机をトントンたたいたり、という具合ですね。ちょっとした隙間時間に手持ち無沙汰だと携帯をいじってみたりというような指多動の方や、つい人の話を遮ってしゃべってしまうような口多動の方というのは、行動面ではそれほど目立つわけではないのに、ミニマムな社会の中では、やはり少しばかり人目を引いてしまう。

そういう方たちのために、会社によっては、通常は座って仕事をするところを立ってできるようにリノベーションしたり、座席も移動自由にしたりと、その能力を生かすための職場づくりを行っています。環境設定によって目立たなくすることができるということですね。症状的にはやはり軽減するか、減らしていけるとよいとは思いますが。

発達障害そのものが脳の何かしらのアンバランスからきていて、そのアンバランスを個人が持っている独特の特性だと考えたときに、それぞれの特性が明確に区分けできたり淘汰できるほど、脳は分離分割していないのではないでしょうか。自閉スペクトラム症の併存が認められたことについても、結局のところ、区分は不可能だということなのだと思います。

ＤＳＭ－５の基準でいえば、年齢が上がるにつれて発達障害の症状が軽減して、症状の項目も減っていくのですが、生活の障害は継続している。臨床場面に現れる方は、そういう方々です。一方で、症状があっても臨床に登場していない方は、その症状を良い面として活用されているわけですね。あと主な症状そのものも実は変化していきます。発達障害は非常に多彩で複雑に重なり合っているということが前提となっています。

ＡＤＨＤの原因

二〇一五年の雑誌に画像式検査の所見が掲載されています。[*13] ＡＤＨＤではない方、ＡＤＨＤと診断された方、そしてそのきょうだいの脳の活動をｆＭＲＩ（functional MRI）で見るというものです。報酬系に対する期待、ご褒美をもらえる期待があったときに、脳の一部分、すなわち前帯状回、前前頭葉、小脳などで、ＡＤＨＤの患者さんのほうが活性化が早い、高いということがわかりました。また、報酬を獲得するときにも前頭葉眼窩回や腹側線条体、後頭葉などが強く活性化する。いわゆる報酬というものに対する反応の良さというのが、ＡＤＨＤにはあるのではないでしょうか。反応の良さというのは、小さな報酬でもすぐ欲しくなってしまうということです。

こんな調査があります。「今日一日、お小遣いをもらわなかったら明日は

そもそもADHDと診断されていること自体、
どこまでの信憑性があるかというのが
常に議論の中にあります。

二〇円になるよ、一週間もらわなかったら一〇〇〇円になるよ」と言うのだけれども、ADHDのお子さんは「一〇円でいいから今ほしい」と言うのです。三日待ったら五〇円になる。いや、三日なんて待てない。宵越しのお金は持たない江戸っ子みたいなものですね。だから、お母さんがお小遣いをあげるときにも、一カ月分渡すとたいてい一日でなくなるので、「一週間分を封筒に入れて渡してください」とか、「三日ごとに渡すと、なくならなくてすみますよ」とアドバイスするわけですが、たいてい一日で使ってしまいます。そういう報酬に対する反応の良さというのは、やはりADHDのお子さんによく見られるのですが、それを画像診断でもある程度まではっきりとさせたという報告でした。

そもそもADHDと診断されていること自体、どこまでの信憑性があるかというのが常に議論の中にあります。分子遺伝学の中ではドーパミンを中心

＊13 von Rhein, D. et al.: Increased neural responses to reward in adolescents and young adults with attention-deficit/hyperactivity disorder and their unaffected siblings. *Journal of the American Academy of Child and Adolescent Psychiatry*, 54(5): 394-402, 2015.

とする神経伝達物質の結びつき、そして、ほかにもセロトニンやノルアドレナリンなどとの何かしらの関係があるのではないかといわれています。薬物療法ではこのあたりに働きかけるわけです。薬でここを少しいじることによってＡＤＨＤの行動を修正していきましょう、という具合ですね。ＡＤＨＤにはドーパミントランスポーターが関与しているようだといった検討を二〇〇〇年頃からずっと積み重ねてきたデータもあります。

双生児研究も行われているのですが、やはり一卵性の一致率が比較的高い。一卵性というのは遺伝子系が全部重なっていますので、二卵性と比べて一致率が高い場合は遺伝子的な要因が高いと考えられます。ターパル（Thapar, A.）という方の一九九九年のデータ[*14]では七五〜九一％でしたが、ウォール（Wohl, M.）という方の二〇〇五年のデータ[*15]は四〇〜九〇％と非常に幅広いのです。四〇％というと半分以下です。統合失調症もそうですが、双生児研究で一〇〇％になることはないようです。同じ遺伝子を持っていたからといって、それで全てが説明できるわけではありません。

ＡＤＨＤそのものと直接関係あるかどうかは難しいのですが、周産期の影響として、胎生期のお母さんの不安といったものが、落ち着きのないお子さんを生み出すのではないかというデータ[*16]も二〇〇五年に出ています。そこから、妊娠中のお母さんの不安をサポートすることはとても大事ですよと言うとなると、ほかにもいろいろな影響があるなかで不安の因子だけが抽出できるかどうかという疑問が生じますが、こういう報告はそれ以前から少しずつはあったようです。

あとは、妊娠中の喫煙、つまりニコチンです。ニコチンとＡＤＨＤの関連というのは、ラングレー（Langrey, K.）[*17]をはじめ、いろいろな方が指摘していて、非喫煙者の二倍、四倍の発生率という説もあります。妊娠中にたばこ

＊14　Thapar, A. et al.: Genetic basis of attention deficit and hyperactivity. *British Journal of Psychiatry*, 174: 105-11, 1999.

＊15　Wohl, M. et al.: Meta-analysis of candidate genes in attention-deficit hyperactivity disorder. *Encephale*, 31:437-447, 2005.

＊16　van den Bergh, B. R. et al.: ADHD deficit as measured in adolescent boys with a continuous performance task is related to antenatal maternal anxiety. *Pediatric Research*, 59:78-82, 2005.

を吸っていると、そのニコチンの影響で、非喫煙者の二倍の確率で、お子さんにダメージが起きるようです。さらに受動喫煙であっても、妊娠中の非受動喫煙群と受動喫煙群とでは、やはり受動喫煙群のほうがADHDとの関連が高いというデータもあります。ウィリアムズ（Williams, G. S.）の一九九八年の調査[*18]によると、五歳児での受動喫煙群と非受動喫煙群ではADHDと診断された子が受動喫煙群で一・八倍多かったと報告されました。

また、妊娠中のアルコール摂取によって起こる胎児性アルコール症候群（Fetal Alcohol Syndrome: FAS）では、七三％にADHDの診断がつくというデータ[*19]もあります。胎児性アルコール症候群は、妊娠のどの時期にお母さんがアルコールを摂取したかによって、ダメージの出る場所が決まります。かなり早い段階では顔面の異常や、心臓、腎臓などの臓器のほうにも影響を及ぼすというデータもあります。あるいはLD、つまり学習症のリスクも指摘されていて、これをイコールADHDといってよいかはわかりませんが、妊娠中にアルコールを摂取することによって不注意、衝動性、多動性という症状を出す方がいると理解することもできそうです。

そして近年、われわれの臨床の中で最も頭を悩ませているのが、虐待、ネグレクトを受けたお子さんが、ＡＤＨＤと類似した行動パターンを示すことです。いわゆるアタッチメントの問題です。ＡＤＨＤ症状をＤＳＭ－５の診断基準だけでチェックしていくと、ほとんど該当してしまいます。つまりＡＤＨＤの診断が過剰になされるのではないか、という懸念はもっともだと思います。

また社会経済的地位と親のＡＤＨＤ診断歴は、子どものＡＤＨＤに対する強力なリスク因子で、親にＡＤＨＤ診断歴がない子どものうち、低所得家庭の子どものＡＤＨＤの割合は、高所得家庭の子どもの六・二倍で、低い社会

＊17　Langrey, K. et al. : Maternal smoking during pregnancy as an environmental risk factor for attention deficit hyperactivity disorder behavior: A review. *Minerva Pediatrica*, 57(6): 359-371, 2005.

＊18　Williams, G. M. et al.: Maternal cigarette smoking and child psychiatric morbidity: A longitudinal study. *Pediatrics*, 102(1): e11, 1998.

＊19　田中晴美「日本における母親の飲酒による子供の異常の現状」『日本医事新報』三七一四号、四五－四九頁、一九九五年

経済的地位の家庭の子どもや、親がＡＤＨＤ歴を有する子どもについては、早期の症状発見と早期介入が検討されるべきという調査[20]もあります。

ＡＤＨＤの障害モデル

そうしたなかで、ソヌガ＝バーク（Sonuga-Barke, E.）が提唱しているのが、トリプル・パスウェイ・モデル（Triple Pathway Model）という障害モデルです[21]。つまり、ＡＤＨＤを①実行機能障害、②遅延報酬障害、③時間処理障害という三つの機能障害の重なりを含めて考えています。そもそもＡＤＨＤは、一つの状態で説明がつくのではなく、脳の働きの中にも先ほど言った報酬系の問題だけでなく、さまざまなつまずきがあって、ＡＤＨＤの症状になっているのではないかと、ＡＤＨＤは症候群ではないかということです。最初は二つのパスウェイだったものが発展して、三つのパスウェイ・モデル

一つの状態で説明がつくのではなく、
さまざまなつまずきがあって、
ADHDの症状になっているのではないか。

となりました。

七七人のＡＤＨＤ患者さんを対象にした調査では、実行機能の問題、遅延報酬の問題、時間の処理の問題の三つに分散することがわかりました。当初ＡＤＨＤは、バークレーなどが指摘する実行機能の問題とされていました。実行機能というのは心の黒板にメモ書きをするイメージなのですが、この実行機能に問題があると、メモが吹っ飛んで忘れてしまい、右から左に全部抜けて物事がなかなか進められなくなります。

次の段階では、報酬の問題ではないかと言われ、我慢させるというようなことを指導していくわけです。今ここで一〇分待ったらご褒美がもっと増えるから頑張ってみようかと言って、報酬のタイミングを少しずつ延長してい

＊20　Rowland, A. S. et al.: Attention-Deficit/Hyperactivity Disorder（ADHD）: Interaction between socioeconomic status and parental history of ADHD determines prevalence. *Journal of Child Psychological Psychiatry*, 59(3): 213-222, 2018.

＊21　Sonuga-Barke, E. J. et al.: Beyond the dual pathway model: Evidence for the dissociation of timing, inhibitory, and delay-related impairments in attention-deficit/hyperactivity. *Journal of American Academy of Child and Adolescent Psychiatry*, 49(4): 345-355, 2010.

くようなトレーニングが、ＳＳＴ（ソーシャルスキルトレーニング）にも入ってきました。

そのなかで、さらに新しく出てきたのが、時間の処理の問題、つまり時間感覚の問題です。ＡＤＨＤのある方のなかには「後で」「そのうちやるよ」みたいな感じで、先送りしてしまう場合が少なくありません。「そのうちやるよ」というのは、たいていやらないですよね。「片づけなさい」と言えば、「わかった」と言う。でも、やっていないですね。夏休みの宿題なども、先送りにしがちなパターンです。また、「集合時間は九時」というと、九時に家を出る子がいます。どう考えても、今ここで九時に出たら間に合わないだろうと、周りの人が声をかけても、本人からは、「まあ、何とかなるさ」「友だちも遅れてくるし」といった、いろいろな言い訳が出てくるわけです。時間の感覚が自分の中にないのか、うっかりしていると、結局は「あっ、もうこんな時間だ」ということになる。

大人のＡＤＨＤの方によく見られるのはこんなケースでしょうか。仕事が終わらなくて、帰ってからやろうと、書類を全部詰め込んだ重たいカバンを持って帰るけれども、帰宅してカバンを置いた途端にそのことはいったん忘れて、ビールでも飲んで、テレビを見て、なんだかんだで、「ああ、もう二時だ」と寝てしまう。結局、カバンは開けることなく、また会社に持ち運ぶという。何か筋力運動をしているような感じですね。そのうち、そのカバンを忘れたり、なくしたりしてしまいます。そうなると、これはもう時間処理の問題だけでなく、実行機能の障害も関係しています。

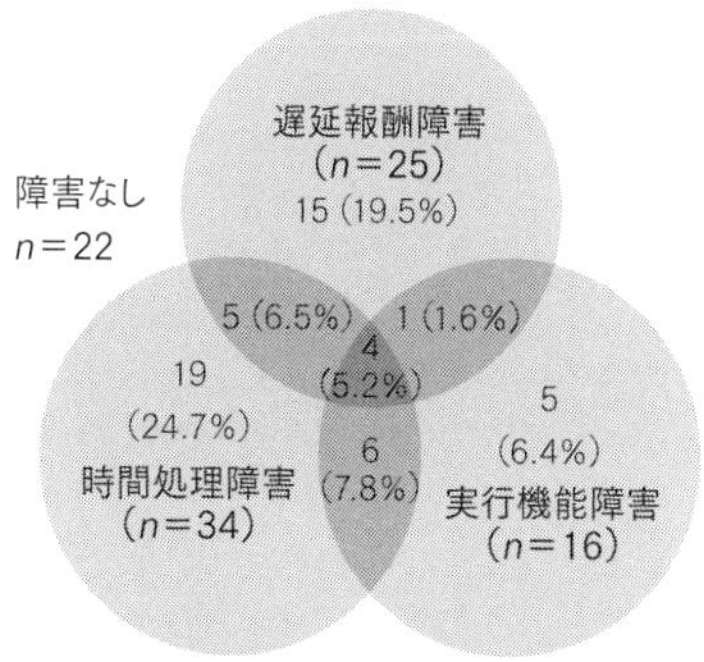

図1 ADHD患者（N=77）の実行機能障害・時間処理障害・遅延報酬障害に関連する割合（Sonuga-Barke et al., 2010 [*17] より作成）

そういうトリプル・パスウェイでADHDの説明がつくだろうとソヌガは言うのですが、この三つの障害で説明がつかない方が二二人もいるというところが大きな問題です。つまり、よくわからない。いろいろ調査をしてみて、確かに遅延報酬障害が二五人、時間処理障害が三四人、実行機能障害が一六人いるのだけれども、そういう三つの問題ではない、何だかわからないけれどもADHDという診断がついてしまうタイプの方が二二人もいるのです（図1）。ここに注目したいですよね。きれいに説明がつかないのがＡＤＨＤなのだと。

ただ、ここで重要なのは、この三つをある程度頭におくと、アプローチの仕方が見えるということです。時間処理の場合はタイマーをつける、報酬に関してはカレンダーにバツをつけて、「この日にもらえるよ」と言って、わくわくさせておく、実行機能の部分はメモで自分にメールを送って、忘れないようするといった方策がとれるわけです。ＡＤＨＤに対する基本的なアプローチというよりも、その方のつまずきに応じた病状を考えていく上では、この三つがＡＤＨＤのお子さんや大人の方のつまずきやすいテーマだと見ておくと、少しは指標になる気がします。そういった意味では面白いモデルだと思います。

最近はさらに、ＡＤＨＤは脳内ネットワークの障害である、という仮説もあります。これは障害の脳局在論からの転回ともいえるものです。なかでもカイ（Cai, W.）らは、ＡＤＨＤは広範な認知制御ネットワークの障害という仮説を立てています。[*22] 認知制御ネットワークには、顕著性ネットワーク

ADHDは脳内ネットワークの障害であるという仮説もあります。

(Salience Network)、中央実行形ネットワーク（Central Executive Network)、デフォルトモード・ネットワーク（Default Mode Network）という三つのネットワークがあり、これをトリプル・ネットワーク・モデル（Triple-network model）と呼びます。そのうえで、ＡＤＨＤではトリプル・ネットワーク・モデルが調整不全に陥っているという仮説です。

デフォルトモード・ネットワークは、創造性に貢献しているともいわれていますが、課題に直面しているときは落ち着かせ、休息時に活動することで、思索する生活を保障する機能をもつと考えられています。それを実行するのが中央実行形ネットワークで、このネットワークをつなぐのが顕著性ネットワークです。たしかに、ＡＤＨＤの症状を示す方には、創造性があまりにも豊かで、ときにそれが暴走してしまうかのような状況を見せる方もいます。今後、この方面の研究がさらに進むと、ＡＤＨＤの方の強い面、良い面がも

＊22　Cai, W. et al.: Aberrant time-varying cross-network interactions in children with attention-deficit/hyperactivity disorder and the relation to attention deficits. *Biological Psychiatry: Cognitive Neuroscience and Neuroimaging*, 3(3): 263-273, 2018.

っとわかってくるかもしれません。

ADHDの症状の変わり方

臨床的に見ていくと、やはり乳幼児期は、集団でじっとしていられないとか、すぐ手が出てしまうというあたりで、周囲の方、お子さん、親御さんがお困りになることが多いです。一方で、不注意やぼんやりしているということでは、よほどでない限りは注意されません。

学齢期では、授業中のおしゃべりや離席、忘れ物、仲間はずれといったことがテーマになってきます。

思春期になると、口から出まかせのような、その場しのぎのうそを言ったりすることで、仲間からの信用を失う場合があります。たとえば、友だちとの約束をダブルブッキングして困ってしまい、「きょうはお父さんの調子が

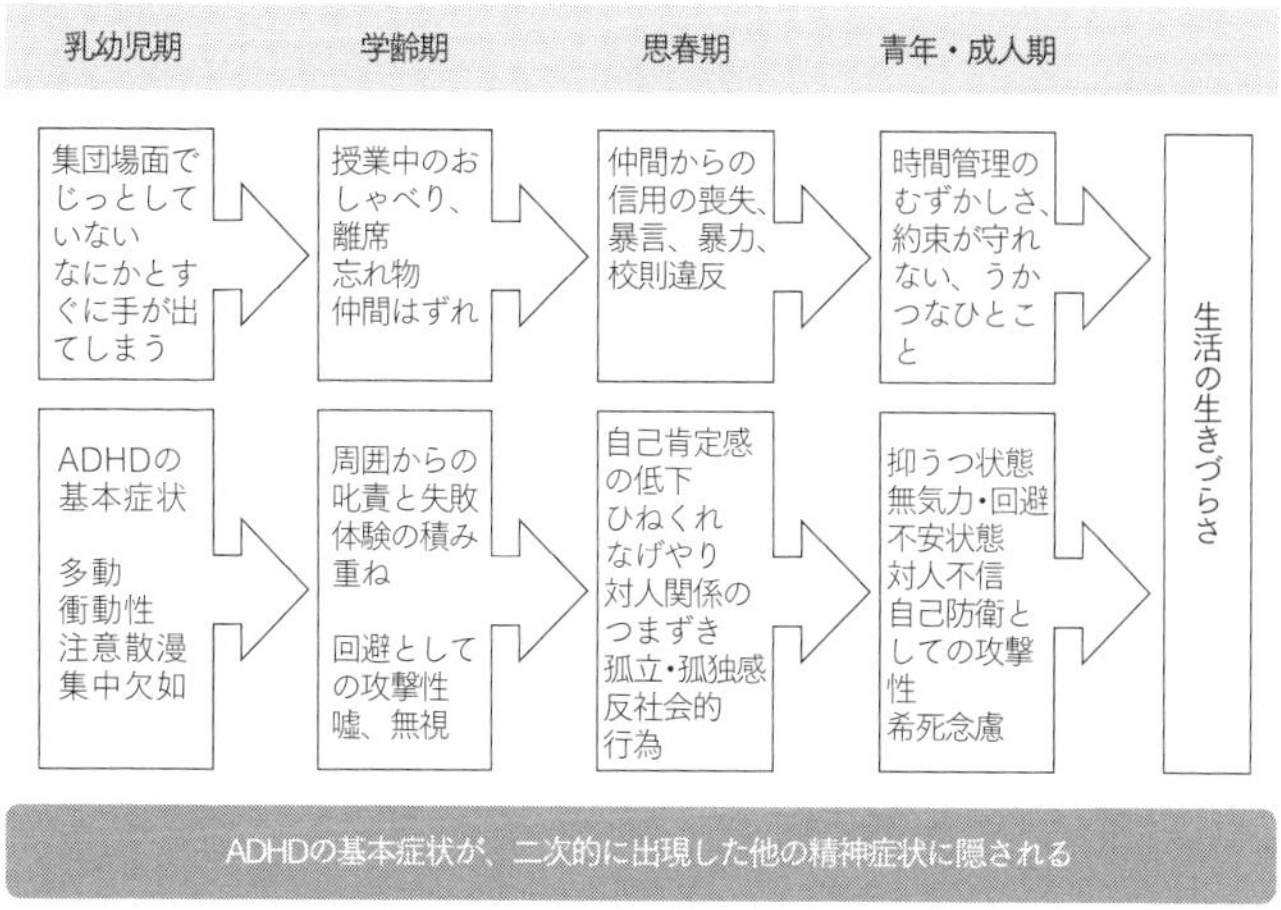

図２　ADHD の症状変遷：生きづらさの生成（田中、2013 *23 より改変）

悪いから遊びに行けない」とうそを言って、他の友だちと遊んでいるところを目撃されて、「お父さんはどうだったの？」と言われれば、「あの後、すぐ治った」という具合に、次から次へとうそを言うので信用をなくしていくというケースです。あとは暴言暴力、そして校則違反などが見られます。そうして仲間はずれにされていくうちに、万引きをしたり、暴走族の友だちに誘われると、人がいいので、ついつい「いいよ」とついていってしまうというようなお子さんもいます。そうなると、医学的に素行症という診断名が追加されます。

大人になると、時間管理が難しくなってきて約束が守れなかったり、うかつなひとことをぽっと言ってしまってひんしゅくを買ったりすることで、仕事がうまくいかないということが出てくる。ＡＤＨＤの基本の症状である多動と不注意、集中欠如という部分は、こうして生活に現れる生きづらさに置き換えていくと、日常の中でさまざまな混乱を生み出していることが実感されると思います。

学齢期に周囲からの叱責や失敗などを積み重ねてきたことがベースにある子どもたちは、当然、自信を失いますし、周囲からの信頼感もなくしていく。そうすると、そこから回避するために攻撃的な言葉が出たり、うそを言ったりするようになる。思春期になると、自己肯定感が低下していきます。「僕は頑張っているんだ。でも、どうせ失敗するし」という思いがあると、ひねくれたり、投げやりになったりします。対人的なつまずきが出てきて孤立します。寂しくなってきます。そのために反社会的な行為のほうに引っ張られていくお子さんもいます。

青年期・成人期になると抑うつや無気力を生じて、そこから回避するためにドラッグやアルコール、ギャンブルのほうにいったりもする。ギャンブルは遅延報酬の問題もあります。パチンコにはまったり、インターネットで課金の問題を抱えたりする。社会的な問題は男性の方に多い。一方で、生活が思うようにいかないことで抑うつ状態や不安状態を示す場合は女性の方に多い。いずれにしても、日々の生活では、失敗したらどうしようと思って、確認を何度も繰り返すけれども、一つのほうにシフトすると他がお留守になって、結局大失敗になってしまうという。そこから攻撃性や希死念慮、つまり「生きていてもしょうがない、私は生きている意味がないんじゃないか」と思ってしまうような、心理的な問題に発展していきます。この時点で受診しても、ＡＤＨＤの診断ではなくて、他の診断がつくことが少なくありません。全般不安症や双極性障害、あるいは社交不安症などでしょうか。一次的な問題であるＡＤＨＤに気づけずに、こうした二次的な問題の治療が始まってし

＊23　田中康雄「生活障害の視点からみた成人期のＡＤＨＤ」『精神科治療学』二八巻、二五九―二六五頁、二〇一三年

まうこともあります（図2）。

才能として発揮される特性

「これがＡＤＨＤの症状だ」と言うためには、中核的なＡＤＨＤグループをわれわれが見つけなくてはならないのですが、ピュアなＡＤＨＤの診断として設定するのは非常に難しいと思っています。単に活発なグループというのもたまにいたり、虐待から生じたアタッチメントの形成不全がＡＤＨＤのように見える症状だったり、ほかの発達障害がＡＤＨＤ症状を醸しだしているというようなグループも当然いるわけです。要するに、単一的な判断では理解しきれないグループがどんどん台頭している。前出の『ハイパーアクティブ』*5（本書一六―一七頁）に、診察から一五分後には薬を出すお医者さんがいると書いてありましたが、そんな勇気のあるお医者さんはめったにいない

――――――――10分、15分で診断がつくほどADHDはたやすくない。
慎重な上にも慎重な診断というのが
必要だろうなと、僕は思っています。

でしょう。一〇分、一五分で診断がつくほどＡＤＨＤと診断することはたやすいことではありません。背景を根掘り葉掘り聞いて、慎重な上にも慎重な態度で診断を考えるというのが必要だろうなと、僕は思っています。

あと、環境的要因も考えねばなりません。単に活発なグループだったお子さんが、社会の枠が厳しくなってくるとどんどん追い詰められてしまい、病理性のあるグループのほうに押しやられていくということもあります。一方で、社会が不安定なときには、こういう子どもたちが救世主になる。ムードメーカーですね。こういう後先考えない、ハイパーアクティブで猪突猛進型の人がいることで、社会がバアッと変わる。

ＡＤＨＤは昔から狩猟民族といわれています。[*24] もうバアッと走り抜けていって、その後には何もなかった、みたいな。明治維新のときの坂本龍馬などもそうですね。激動のときにはこういう非常にアクティブでエネルギッシュ

＊24　トム・ハートマン（田中康雄監修、海輪由香子訳）『なぜＡＤＨＤのある人が成功するのか』明石書店、二〇〇六年

――――――――ムードメーカー。後先考えない、
ハイパーアクティブで猪突猛進型の人。
ADHDは昔から狩猟民族といわれています。

な方がバアッと走っていくのだけれども、持続性がない。バアッと行って革命を起こしはするのだけれども、継続するのは自閉スペクトラム症の方だったりします。農耕民族といわれている自閉スペクトラム症の方が、あとをコツコツ引き受けてくれるわけです。

自閉スペクトラム症型のコツコツ型の方が、いわゆるマネジャーとしてＡＤＨＤの方と二人三脚で組んでいくと、非常にうまくいく場合があります。ご夫婦でいえば、ＡＤＨＤの旦那さんに対して奥さんが自閉スペクトラム症型で上手に手綱を締めていたり、あるいはＡＤＨＤタイプの奥さんに対して、旦那さんが自閉スペクトラム症型で非常に律儀だったり。でも、これはうまくいくといいのですが、うまくいかないと決別ですね。もう全然相性が合わなくなってきて、「生きている世界が違う！」みたいな。非常にバランスがよくなるか、早々に決裂するか、というところもありますが、そういう狩猟民族的・農耕民族的な発想というのは、何かのヒントになりそうです。単に活発なグループでアクティブに動く方が、ＡＤＨＤと診断されたがゆえに人生が変わっていく、という可能性を考えなくてはいけない。

『窓ぎわのトットちゃん』[*25]という黒柳徹子さんの自伝本がありますが、読むとすぐにわかるとおり、トットちゃんが現代の外来を受診したら、誰もが間違いなくＡＤＨＤと診断をつけるのではないでしょうか。あれだけクリアな特性をお持ちの方というのは、もうレアケースではないかと思うくらいです。

あの方は一度も正規の診断を受けたこともないし、治療も受けないまま八〇歳を過ぎても頑張っていらっしゃる。どこで覚えてきたのだろうと思うくらい物知りです。とても計算が苦手なのにもかかわらず、ユニセフの大使として、世界中の飢餓で一日何人くらいのお子さんが死んでいくかという数はすべて把握されているといいます。とてもバイタリティにあふれた方で、たいへん機転が利きますし、人に対する思いやりも好奇心も持っているのです。ただ、お母さまのチョッちゃんという方は、やはり非常に心配していたそうです。出典は失念してしまいましたが、晩年、発達障害の記事をたくさ

＊25　黒柳徹子『窓ぎわのトットちゃん』講談社、一九八一年

んスクラップしていているのを、徹子さんに「何でこんなことをしているのか」と聞かれて、「いや、あなたに似ていて」とおっしゃったというエピソードもあったようです。

このように、発達障害圏の方の中には、環境的な要因によって、その特性が才能として花開くということもありますが、そういう選ばれし者となる方は本当に一握りです。でも、そうではない方のほうがたくさんいらっしゃって、非常に苦労をされているわけです。

ADHD理解の新展開

ADHDの予後論として、キャントウェル（Cantwell, D.）の「三分の一の法則[*26]」というものがあります。成長に伴って症状がなくなっていく方が三〇%、症状が継続する方が四〇〜六〇%、ほかの精神科的な症状を併存する方が一〇〜三〇％、という説です。成長に伴って症状がなくなっていくというのは、ＡＤＨＤではないのだろうと思います。ＡＤＨＤ的なハイパーアクティブな方が、年齢とともに常識的な範疇で症状を抑えられるようになってきた、つまりは成長した、ということではないでしょうか。一方、自分の生き方を変えないという方が、症状継続の四〇〜六〇％、さらに、そのことで虐げられ、自己嫌悪になり、自己評価が下がることによって二次的な問題を生じている方が一〇〜三〇％として捉えると、ＡＤＨＤへの対策を考えるうえでのヒントになりそうです。

ＡＤＨＤの方は、表現系としては比較的均一性を持っている。多動と衝動と不注意の三つしかないわけですから。見た目に非常に均一ではあるけれども、遺伝子的、いわゆる生物学的には、実は多様性、異種性があるというこ

＊26　Cantwell, D. P.: Hyperactive children have grown up: What have we learned about what happens to them? *Archives of General Psychiatry*, 42: 1026-1028, 1985.

＊27　Rutter, M.: Child psychiatry in the era following sequencing the genome. In: (ed.) Levy, F. & Hay, A. D.: *Attention, genes and ADHD*. Brunner-Rouledge: New York, 2001.

とを、すでに二〇〇一年にはラター（Rutter, M.）[*27]が言っています。いわば寄せ集めということですが、僕もそれには非常に賛同します。

ファーマン（Furman, L.）[*28]は、ＡＤＨＤという境界線が非常に曖昧なものにもかかわらず、その曖昧な境界線によって「この人はＡＤＨＤ、この人は違う」といって分けること自体がナンセンスだと言っています。その一人ひとりがどんな気持ちの持ち方で生きているのか、そして、それに対してどういう教育が提供できるのか、そして家族はどうサポートしたらよいのか。それらはいずれも非常にケース・バイ・ケースで対応していくしかないと、ファーマンは言っています。これにも僕は同意していて、ＡＤＨＤに対しては、あまり決まった形で議論できることはないのだろうと考えています。

もう一つ、二〇一五年に出たモーヒット（Moffitt, T. E.）らの文献[*29]がありますす。これまた議論を呼んでいるのですが、ニュージーランドで生まれた子どもたちを三八年間フォローしたという調査です。すごいですよね。生まれたときから三八歳になるまで、一〇〇〇人以上をフォローしてきたわけですから。調査では、子どものとき、一一歳、一三歳、一五歳のときにＡＤＨＤ

> 子どものADHDと大人のADHDが
> 決して軌を一にした連続ではない可能性があることも、
> 念頭に置いておかないといけないと思っています。

と診断された子どもがだいたい六％いる。ところが、三八歳の時点で診断のついた人は三％、三一人という報告が出たのです。単純に考えると、半分くらいは症状が消えたということになりそうですが、驚くことに、子どものころに診断が出た六一人のうち、大人でも継続していたのは三人しかいなかった。大人でＡＤＨＤの診断がついた三一人のうち、二七人は子ども時代にＡＤＨＤの診断がつかず、大人になってついた診断なのです（一人は子どものころのデータが紛失）。

ＤＳＭ－５はＡＤＨＤの発症年齢を一二歳未満としていますから、これは基準にのっとっていません。にもかかわらず、横断面で追っていくと、大人の段階で診断を満たす方が全体の三％いたのですが、その八七％は大人にな

＊28 Furman, L.: What is attention-deficit hyperactivity disorder (ADHD)? *Journal of Child Neurology*, 20: 994-1003, 2005.

＊29 Moffitt, T. E. et al.: Is adult ADHD a Childhood-Onset Neurodevelopmental Disorder?: Evidence From a Four-Decade Longitudinal Cohort Study. American *Journal of Psychiatry*, 172(10): 967-977, 2015.

ってはじめて診断がついたということになる。つまり、ＡＤＨＤ症状は連続していないということです。これをどう説明したらよいのでしょう。大人のＡＤＨＤと子どものＡＤＨＤは連続していないのではないかということになるのでしょうか。

調査は無作為抽出ですが、ニュージーランドで生まれた子の中に、大人になってから症状が出た方が三％いる一方、子どものころにあった症状が消えている方もいる、というのは驚くべき結果といえるでしょう。

この非常にユニークな調査はこれからも続くでしょうし、日本でも議論が出てくると思います。今後も調査は四〜五〇年続くでしょうから、僕が生きている間にはもう次のデータは出ないかもしれませんが、子どものＡＤＨＤと大人のＡＤＨＤが決して軌を一にした連続ではない可能性があることも、念頭に置いておかないといけないと思っています。

Ⅲ　アセスメント・診立て

主観的アセスメントと客観的アセスメント

アセスメント、評価というのは、有効な諸決定を下す際に必要な患者についての理解を、臨床家が獲得していく過程であると、コーチン（Korchin, S. J.）が定義しています。[*30] 実際、われわれは主観的なアセスメントと客観的なアセスメントを合体させて、包括的なアセスメントを行います（図3）。

主観的なアセスメントというのは、自分の経験の中から直感的に出てきた感覚です。精神科ではよく「一瞥診断」と言いますが、一目みて、何かこの方はこういう傾向を持っているのではないかな、多分こういうタイプの方ではないかなというのが、自分の経験の中から醸し出されてくる。

イギリスのローナ・ウィング（Wing, L.）は、アスペルガー症候群という用語を広く世界に発信した精神科医ですが、娘に自閉症と知的障害があって、

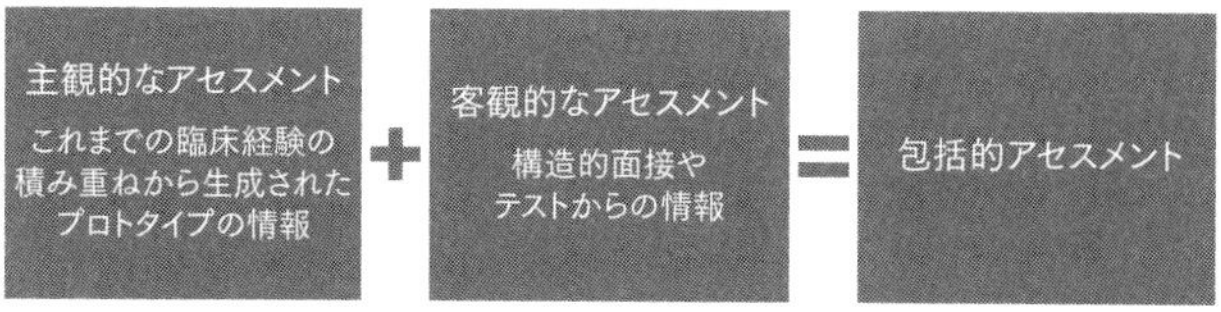

図３　アセスメントの概念

そのお母さんであると同時に、自閉症の治療者、医師でもありました。彼女は、子どもが部屋に入った瞬間にわかるそうです。「あっ、この子は自閉症を持っている」というふうに。このように、何ら基本情報がなくても、醸し出す気配というもので直感的、主観的に評価することが主観的なアセスメントです。

ただ、主観的アセスメントというのは、非常にバイヤスがかかるものでもあります。名人技と言われる一方、当然、誤解も先入観も入るわけです。しかも、膨大な臨床経験に基づいているならまだしも、一点集中の、ＡＤＨＤだけの経験しかなければ、間違いなくＡＤＨＤに傾いてしまうでしょう。そのためにも客観的なアセスメントという部分が当然必要になってきます。医療・心理領域の現場では、包括的に評価をしていくというのがスタンスとなっています。

＊30　Korchin, S. J. *Modern clinical psychology: Principles of intervention in the clinic and community.* Basic Books: Oxford, England. 1976.

――本格的な診察に入る前に、
待合室の様子から観察していくと、
垣間見えてくるものがあります。

主観的なアセスメントの例では、本格的な診察に入る前に、待合室の様子から観察していくと、垣間見えてくるものがあります。親子関係などは特にわかりやすい。あるいは、入室してからの動作、表情、動き、おもちゃへの関心などもそうです。おもちゃを置いておくと、どういうおもちゃに手が伸びるか、そこに躊躇なく接近していくのか、親から離れて遊びにいけるかといった部分も、主観的な評価の中に情報として入ります。親やきょうだいとの関わり方、初対面での医師への心的な距離感、緊張や不安の度合い、話しかけへの反応、質問の返答の仕方や内容といったもの、そこから醸し出される雰囲気に対して、われわれは注意して見ています。

一方、客観的なアセスメントとは、検査が中心となります。ＡＤＨＤでいえば、診断を補完する視点として評価スケールを活用したりするほか、パソコンゲームで反応を見るものもあります。「もぐらーず[*31]」という、モグラ叩きのような課題なのですが、パソコン画面に出てきたモグラが視点に入ったらボタンをパッパッと押してもらい、その反応の速さと、間違いがどのくらいあるかによって不注意を調べるという検査です。脳波検査では、事象関連電位という、刺激に対する脳の反応を見る検査が実行機能を評価するといわれています。一般的には、行動を評価する行動評価スケールが一番活用しやすいといえます。

ＡＤＨＤの評価スケール

よく名前が挙がるのは、ＤＳＭ－Ⅳ－ＴＲに準拠した一八項目の質問からなるＡＤＨＤ－ＲＳ[*32]、児童生徒期を対象としたコナーズの評価スケール

＊31　「もぐらーず」http://www.norupro.ne.jp/mograz.htm（二〇一九年三月三一日閲覧）
＊32　DuPaul, G. J., Power, T. J., Anastopoulos, A. D., & Reid, R.: *ADHD Rating Scale-IV: Checklist, norms, and clinical interpretation*, Guilford Press: New York, 1998.（市川宏伸・田中康雄監修、坂本律訳『診断・対応のためのＡＤＨＤ評価スケール　ＡＤＨＤ－ＲＳ［ＤＳＭ準拠］――チェックリスト、標準値とその臨床的解釈』明石書店、二〇〇八年）

Conners 3[*33]、そして成人期対象のＣＡＡＲＳ[*34]の三つです。ほかに、ＡＤＨＤの検査ではないのですが、ＣＢＣＬ[*35]という子どもの全般的な行動をみるものがあります。

①　ＡＤＨＤ－ＲＳ

ADHD Rating Scale（ＡＤＨＤ－ＲＳ）は、子ども・青少年を対象に、行動に関する一八の項目の頻度をそれぞれ四段階のスケールで評価してもらうものです。家庭での行動について親御さんに評価してもらう「家庭版」と、学校での行動について担任の先生などに評価してもらう「学校版」とがあります。

ＡＤＨＤ－ＲＳというのは、診断用の評価スケールではなく、どちらかというと治療効果の判定のためのスケールだと思います。一八項目の質問をチェックするだけですから、確定診断の決め手にはならないのではないかと。ただ、薬物の効果判定には非常に有効ではないかと思います。

本来、ＡＤＨＤの薬は「効く／効かない」がはっきりしています。何となく効いているというのは、ほとんど効いていないといってよいくらいです。漫然と飲んでいる方も結構多いのですが、僕としては、効いていないのなら飲むのをやめてほしいと思っています。

＊33　Conners, C. K. : *Conners 3rd edition (Conners 3)*. Multi-Health Systems: Toronto, 2008, 2014.（田中康雄訳・構成『Conners 3 日本語版 ＤＳＭ－５対応』金子書房、二〇一一年、二〇一七年）
購入・実施には一定の要件を満たしている必要がある。詳細は金子書房のホームページ（http://www.kanekoshobo.co.jp）にて確認のこと。

＊34　Conners, C. K., Erhardt, D., & Sparrow, E.: *Conners' Adult ADHD Rating Scales (CAARS)*. Multi-Health Systems: Toronto, 1998.（中村和彦監修、染木史緒・大西将史監訳『CAARS™ 日本語版』金子書房、二〇一二年）
購入・実施には一定の要件を満たしている必要がある。詳細は金子書房のホームページ（http://www.kanekoshobo.co.jp）にて確認のこと。

＊35　ＣＢＣＬ（*Child Behavior Checklist*）：子どもの行動チェックリスト
Achenbach, T. M.: *Manual for the Child Behavior Checklist/4-18 and 1991 Profile*. University of Vermont, Department of Psychiatry: Burlington VT, 1991.（井潤知美・上林靖子・中田洋二郎、他「The Child Behavior Checklist/4-18 日本語版の開発」『小児の精神と神経』四一巻、二四三―二五二頁、二〇〇一年）
Achenbach, T. M.: The Child Behavior Checklist and related forms for assessing behavioral/emotional problems and competencies. *Pediatrics in Review*, 21: 265-271, 2000.

たとえば、僕は診断のついたお子さんに、ＡＤＨＤ治療薬を飲む前と飲んだ後、ＡＤＨＤ－ＲＳで判定してもらいます。学校の評価も親御さんの評価もスコアが下がっていれば、治療的介入は有効であると判断できるでしょう。

診療室での診察ばかりでは捉え切れない状態や薬物の有効性について、ある程度まで明確になるという点で、ＡＤＨＤ－ＲＳは簡便に使えるので実用的だと思います。薬物以外にも、お子さんをほめる関わり方をお願いしたり、環境設定していただいたときの有効性の有無も、ある程度のインターバルをあけるとわかるかもしれません。あと、他者の目による客観的な視点が加わることで、本人のプラスの面の評価が確認できます。ああ、こういうこともできるんだね、こんないい面があるじゃないかという部分です。

また、経験的には家庭と学校の評価にどれだけギャップがあるかという点もとても重要で、特に虐待を受けているお子さんや、子育てに非常に疲弊している家庭では、ギャップの大きさが指標になることがあります。評価の違いによって、日ごろの周囲の関わりの苦労や、お母さんが疲れているようだということもわかったりするのです。

しかし、客観的なアセスメントといいつつも、記入式のものは総じて評価者の主観です。そこで、こうした検査では、お子さんの日常を一定期間見ていた複数の人に評価してもらうようになっています。学校の先生は素直で真面目な方が多いので、薬を飲んでいると聞くと、「飲んでいるから効いているよね」と、プラシーボ効果で良い評価をしたりするのですが、二－三カ月後、半年後にもう一度お願いすると、「最初は効いているかなと思ったけれども、だんだん効かなくなってきたみたいです」ということもあったりします。

なお、開発者のデュポール（DuPaul, D. J.）は、絶対にＡＤＨＤ－ＲＳのスコアでＡＤＨＤを診断しないことを強調しています。

② Conners 3

Conners 3 はＡＤＨＤ症状を中心に問う評価尺度のひとつです。子どもから青年までを対象に、併存する可能性の高い問題も抽出できます。ＡＤＨＤ－ＲＳが一八項目という非常に狭い部分を評価するのに比べて、Conners 3

は攻撃性や学習の問題、友人・家族関係、実行機能、そして他の障害として、反抗挑発症、素行症、不安、抑うつなども評価することができます。さらに、ＡＤＨＤ－ＲＳと比べて、介入の計画が立てられるという利点があります。観察評価の側面でも有用性が高いと思います。

併存症に関していうと、ＡＤＨＤはいろいろな症状がオーバーラップします。たとえば、多弁、注意欠如、多動性などの症状は双極性障害の症状と重なると考えられています。特に気分の変動の大きい、いわゆる気持ちにムラのある方は、双極性二型の症状と重なる部分があるようです。つまり、入院するほどの躁状態ではないけれども、非常にテンションが高くなったと思ったら、ぐっと落ち込んだりして、しかもそのインターバルがすごく短いという例ですね。

文献でも、二〇一三年には、ＡＤＨＤの方に双極性障害が二三％併存していたという報告や、強迫性障害が最も高頻度に認められるという報告がありました。[*36] 二〇一六年には、女の子のＡＤＨＤの方には、反抗挑発症、素行症、不安、抑うつを併発しているケースが見られるという報告がありました。[*37] そういえば外来でも、夜にふらっと遊びに出掛けるとか、ちょっと男の子と仲よくなってしまうとか、夜遊びをしたり金品を持ち出したりというのは、女の子の場合も結構あって対応に苦慮したことを思い出しました。ふだんは素直でいい子なのですが、高校を中退したというので理由を聞くと、「忘れ物が多くて、高校に行っても、『お前、何しに学校に来ているんだ』と言われたから、『そうだな、何しに来ているんだろう』と素直に考えて、やめようと思った」というようなことを言う。かわいそうだなと思うくらい不安、抑うつを併発している子、たまにリストカットしたりする子がいます。

Conners 3は保護者用、教師用、本人用の三つのフォームからなります。一八項目のＡＤＨＤ－ＲＳに比べて項目数が多く、保護者用一一〇項目、教師用一一五項目、本人用九九項目が標準版です。原著は短縮版も出ています

＊36　Karaahmet, E. et al.: The comorbidity of adult attention-deficit/hyperactivity disorder in bipolar disorder patients. *Comprehensive Psychiatry*, 54(5): 549-555, 2013.

＊37　Tung, I. et al.: Patterns of comorbidity among girls with ADHD: A meta-analysis. *Pediatrics*, 138(4): e20160430, 2016.

が、日本語版は現在、この標準版のみです。対象年齢は、保護者および教師が評価する場合は六歳～一八歳、本人の自己報告では八歳～一八歳になっています。所要時間は三〇分前後です。項目を読むのが結構大変で、お母さんにも不注意傾向があると数項目抜けてしまうことがあるので、用紙を回収したらすぐに点検したほうがよいと思います。

回答は、子どもを最も知る保護者、教師、そして本人と、複数から収集することが推奨されています。過去一カ月間の行動を対象としているので、教師の場合は特に、一カ月以上、対象のお子さんを見ている人でないと回答者とはなりにくいわけです。用紙は複写式で、回答を丸で囲むと、次のページの採点シートに写されるので、それを小計していきます。回答と採点を合わせて、評価全体には一時間ほどかかると思います。

項目の中には、評価の妥当性を見るものもあります。自分に対する印象、あるいは保護者・教師のその子に対する印象が良いか悪いかという、「好印象／悪印象スケール」。そして、質問項目が多いので、回答に食い違いがないかを見る「矛盾指標」があります。回答の部分で妥当性が疑えるか、疑えないかを見ることは重要です。その子のことをあまりよく知っていない方や、非常に悪い印象を持たれている方だと、矛盾指標が結構出ますね。また本人用でも比較的、矛盾指標が出たり、悪印象スケールが高くなることがありますす。本人用の悪印象スケールが五〜六つあると少し心配ですし、三〜四つでは自分に対する評価が低いということがわかる。

次に、Tスコアの見方ですが、一応の判断基準として、だいたい四〇〜五九あたりを平均とすると、Tスコアが六四までは平均の中でも少し上、六五〜六九までは高め、七〇になると極めて高いという具合に、七〇以上をひとつの指標としているかと思います。

スケールスコアに関しては、「主要因スケール」として、保護者用では不注意と多動性／衝動性、学習の問題、実行機能、挑戦性／攻撃性、友人関係についてわかる。教師用では学習の問題／実行機能として測れるようになっています。本人用では、学習の問題や実行機能、友人関係は自分ではチェックしないかわりに、家族関係がチェックできるようになっています。さらに、「DSM－5の症状スケール」として、ADHDだけでなく素行症と反抗挑発症のスクリーニングが加わっています。Conners 3は二〇一四年にDSM－5に対応した改訂版が出版されました（日本語版は二〇一七年刊行）。DSM－5では、ADHDの診断要件として、一七歳以上の症状カウントが六項目以上から五項目以上と変更されたので、Conners 3の症状カウントの欄も「一六歳以下／一七歳以上」に分けて設定されています。DSM－5では素行症の診断基準にも改訂がありましたが、Conners 3で評価される基準Aの症状への影響はないので、旧版をそのまま踏襲しています。反抗挑発症に関しては、DSM－5で症状基準の順序に変更があったので、Conners 3でも症状スケールの表の記載順が変わりました。さらに、DSM－5の基準のA8「意地悪な／執念深い行動」に対して、「過去六カ月間に少なくとも二回」という頻度要件が追加されたことを受けて、本人用についてのみ症状カウントの要件が変更されました。

DSM－5の症状とスケールスコアの解釈に際して、Tスコアが高くて症状カウントも多い場合には、ADHD症状の特徴が顕著にあるとして、診断を慎重に行う必要があります。Tスコアのみが高くて症状カウントが少ない

	DSM-5の症状のT−スコア	DSM-5の症状カウント	解釈
T−スコアも症状カウントも高い	≧65	カットオフスコア以上	障害の顕著な特徴があるので、診断について慎重に検討する
T−スコアのみが高い	≧65	カットオフスコア未満	診断基準を満たすほどでないためT−スコアが高くなる別の可能性も検討する
症状カウントのみが高い	≦64	カットオフスコア以上	診断基準を満たしているため顕著な特徴があるといえる。発達的なレベルを検討する。
T−スコアも症状カウントも平均以下	≦64	カットオフスコア未満	現在診断基準を満たす可能性は低い。

図4　Conners 3のスケールスコアの判断

場合は、診断基準を満たすほどではないために、Tスコアが高くなる別の可能性を検討します（図4）。

多動か不注意かといえば、不注意の比率が高いけれども、DSM－5の症状としての不注意ではなさそうだ、という場合もあります。不注意というのはADHDだけでなくて、たとえば自閉スペクトラム症の方にも結構みられるのですが、その方は過集中になることで、他が不注意になってしまう。ADHDの場合は、満遍なく不注意なのです。このように、不注意の度合いによっては、DSM－5の診断基準を満たさないけれども、不注意のところにチェックはつく、ということになります。

症状カウントのみが多い場合もあります。この場合は、いわゆる発達の問題である可能性も含めて考えていきます。診断基準を満たしているために、顕著な特徴があるともいえ、ＤＳＭ－５ではＡＤＨＤに該当すると思われます。一方で、もともと非常に活発なお子さんもいるので全体的な発達状態も含めて検討したいところです。本来であればＴスコアと症状カウントの両方が基準を超えて、初めてＡＤＨＤの診断に該当しそうだという判断になるので、ダブルチェックが必要といえます。両方が平均以下であれば、今のところＡＤＨＤの診断を満たす可能性は低いという意味になります。

残りの項目もチェックしていきます。機能障害の判定は、臨床場面、家庭生活、教育場面での心配をチェックします。生活の部分でとても重要な情報となりますので、それを支援計画にも使っていくわけです。ＡＤＨＤ指標確率スコアが八〇以上だと、ＡＤＨＤの可能性が極めて高いという評価になります。

不安、抑うつのスクリーニング項目もあります。不安、抑うつにチェックが入った場合は、二次障害も含めて検討の余地があります。問題行為の危険

Conners 3の利点として、その多面的な情報により、他職種との連携や支援の役割が明確になる場合がある。

性項目では、危険な行為に関してチェックが入った場合は、さらなる情報収集が必要です。一般に、診療に来られる方は、問題行動の危険性項目にチェックが入ることは少ないのですが、不安・抑うつにチェックが入ることは多い印象があります。

プロファイルのページで、Conners 3GI合計をチェックします。このTスコアが高い場合は、気分が変わりやすくて感情的で落ち着きがなく、衝動的で注意散漫であると評価できます。これらをチェックしながら、Conners 3の結果をまとめていきます。

このようにConners 3の利点としては、ADHD－RSの日本語版より多面的な情報が得られるということがいえます。その多面的な情報により、他職種との連携や支援の役割が明確になる場合があるのです。攻撃性、学習の問題などは特に参考になります。友人関係、家族関係、実行機能などもわかりますので、そこから踏み込んでいくこともできます。反抗挑発症や素行症の可能性も示唆されます。併存することが多い不安・抑うつのスクリーニングもできます。

課題は、ともかく項目が多いということですね。回答者の負担が大きいのです。記入もれがないように気をつける必要があります。同時に、採点も複雑で慣れるまで時間がかかります。

Conners 3の参考書として、スパロウ（Sparrow, E. P.）の書いた『コナーズの評価スケールの臨床適用と解釈事例』[*38]という本を訳しました。ただし、Conners 3に特化した内容ではなく、日本語版が未公刊のほかの二つのコナーズの検査も記載されています。

日本とアメリカでは解釈に使われる心理検査がどうしても異なります。あちらはいやというほど心理検査がありますが、日本ではせいぜい田中ビネーかウェクスラーを中心に、Conners 3を組み合わせたうえで、通常はバウムテストやロールシャッハなどを実施して総合的に判断するということになるでしょう。その点で、日本語版の解釈事例はまだまだ弱いです。

さらに、あくまでも自己記入式という点に留意する必要があります。

本人用の場合は、よほど信頼関係と治療関係が成立していなければ僕は実施しません。九九項目もあってとても労力のかかるものだし、押し付けられ

――――本人用は、よほど信頼関係と治療関係が
成立していなければ僕は実施しません。
押し付けられて自分と向き合うというのは辛いものです。

て自分と向き合うというのは辛いものです。もちろん、頑張って受けてほしいのですが、こちらが一方的に実施すると、「こんなんで俺のことがわかってたまるか」と反発する青少年も少なくありません。無理強いしないでふだんの面接を繰り返していったほうが、関係性も深まり、より理解が進むこともあります。特にADHDのあるお子さんは、自己評価を過度に低く見積もっている可能性があることにも留意しておかなければなりません。とても傷ついているお子さんだと僕は思っています。またADHD-RSと同様、Conners 3のスコアだけでは診断しないでほしいと、当たり前のことですが思います。

＊38　エリザベス・P・スパロー（田中康雄監訳、坂本律訳）『コナーズの評価スケールの臨床適用と解釈事例』金子書房、二〇一三年

診立ての統合

評価スケール全般の注意点として、あくまでも評価者の主観だということ。その結果数値だけで診断できるものではありません。あくまでも補助的な活用です。日々に役立つ営みの創造に寄与することなく、面接や検査を強いるべきではない。一時間も二時間もかけてあれだけ一生懸命答えてくれた方に、IQの数値が○○だったねとだけしか言えないなら、悲しくて悲しくてしょうがないですよね。

君にはこんな知識があるんだね、こういうことを考えていたんだね、こういうことの強さは本当に特筆に値するよという部分と、ここの見落としが残念だよという部分と、自己流のいろいろなパターンで頑張っているし、ペースをつかむのがうまいよね、ということをたくさん入れたうえで、日常に役

――これまでの人生にあった生きにくさに耳を傾け、
今の出会いに意義を与えていく。
これはADHDに限らず、臨床の基本中の基本だと思います。

立つ説明をして、その中で打開策を一緒に見つけていかないと、あれだけの検査をやる意味がないだろうと僕は思っています。Conners 3も同じです。これだけやっていただいている以上は、何か評価して、丸をつけて返すというだけではなく、日々の営みのほうに寄与したい。

それは診立てから応援策を作り出すということです。生活の応援は、こうしたフォーマルなアセスメントを使いながら、インフォーマルな診立てをするわけです。患者さんの生活を聞き取ります。生活特徴を知ります。暮らしぶりを聞きます。その中で、生きてきた苦悩だけではなくて生きる強さ、ストレングスを見つけていくわけですよね。何かの問題があったときも、ストレングス・モデルで、そういっても君はここが強いじゃないか、こんないいところがあるじゃないかというふうな診立てをしていくわけです。だから、面接の中では症状ではなくて生活の中身を尋ねて、生きざまを評価していきます。先入観を持たずに、これまでの人生にあった生きにくさに耳を傾け、今の出会いに意義を与えていく。これはＡＤＨＤに限らず、臨床の基本中の基本だと思います。

その中で、今度はフォーマルな診立て、客観的な診立ての中で出てくる現病歴や家族歴を聞いていかなければなりません。発達障害系の一番難しいところが現病歴と家族歴、生活歴だと思います。特に思春期以降や大人の方の場合は、幼少期の様子はなかなか聞き取りにくい部分があります。周囲の評価という部分でも、情報を紛失していたりすることがあります。生育歴の中では不適切な養育状況の有無がとても重要なポイントになります。非常にシビアな虐待というのではなく、ごく小さな傷つき体験みたいなものでも聞き取っておく必要があります。そのあたりはフォーマルなテストが、時に結構小さな傷つき体験まで過剰なくらいに見つけるので、自己評価をつかむのに役立つと思っています。そういった心理検査や知能検査を駆使して情報を収集します。母子手帳や子どもたちの記録、職場の評価なども役立ちます。

これらを統合していくわけです。インフォーマルな情報とフォーマルな情報を統合して観察を重ねていく。検査の結果を統合して、カテゴライズされた診断の中に当てはめていく。このあたりの特性があるのかなという、ある程度の指標も得られるでしょう。

もうひとつは診断フォーミュレーションです。こういう状況だからこそ、こういう行動を示しているのだろう、こういうストーリーの中だからこそ、こういう態度を示す、感情を持つのだろうということを想像して行間を読み取れないと、単純に診断だけが一人歩きしてしまいます。症状には必然性があるわけですから、それを聞き取り、想像していく。その上で暫定的な判断を行って対応をしていく。相手に伝える所見とは、この診立てのことです。

この所見をきちんと本人にもお伝えし、こちらがこういうふうに判断したということに対して、本人からの感想を聞きます。僕の場合、数値は細かく言いませんが、ここは君のすごくいいところで、こういうところが心配だと、三〇分ほどかけて本人にフィードバックをすると、ほとんどのお子さんが「結構当たっている」と言いますね。先日もConners 3を実施したのですが、「九九項目もよく頑張ってつけてくれたよね」と言って、その中でわかったのはこういうところで、一番先に注意しないといけないのはこの点だと思う、それと、この間の検査の結果を重ねてみると、やはりここを何とかしたいなと僕は思うんだよね、ということを重ねて伝えていかないと、診立て

――「君にとって今必要なのは、自信を持つことなんだよ。
どうしたらその自信を持てると思うかということを、
これからの面接のテーマに置こうよ」

の説明にならないわけです。

その中で、本人が自分では思っていなかったような結果が出たときのギャップや齟齬を聞くということも、とても大事になります。「私はもっと忘れ物がひどいと思っていた」ということがあると、僕は「うっかり屋さんかなと僕も思っていたんだけれども、検査やこの聞き取りの部分や調査から見ると、不注意という部分は症状レベルではなかったみたいだよ。だから、思っているほどではないということなので僕はすごくほっとしたんだけどね。でも、そう感じているのは、また失敗したらどうしようという不安が強いのかもしれない。君にとって今必要なのは、自信を持つことなんだよ」と言う。そして、どうしたらその自信を持てると思うかということを、これからの面接のテーマに置こうよ、というふうに次の面接へとつないでいきます。

生活支援につなげるために

もう一度、話をアセスメントに戻すと、こういった主観のアセスメントと客観のアセスメントを行きつ戻りつしながら、包括的なアセスメントを繰り返していく。そうして、これまでから現在に至る生活の歩みを想像していきます。この子は、小学校時代はどんな思いで生きていたのかな、幼稚園ではどんな空間にいたのだろうか、先生に何て言われていたのだろうか、親からどんなふうに言われながら悔しい思いをしてきたのかな、お兄ちゃんに比べて何て私はだめなんだと思ったのかな――こんなことを想像していきながら生活支援を検討していきます。

『治療的アセスメントの理論と実践[*39]』を著したフィン（Finn, S. E.）は、アセスメントは、その人を理解するための、独特で他ではなかなか得られない視点を提示することと述べています。そのうえで最も重要なゴールは、クライアントの個別的な目的や要求に応えることとも述べています。

人々の間には共感的理解を妨げられるほどの違いはない。だから、非常に複雑で了解不能と思えるクライアントの行動であっても、理解はできるはずだということです。心理検査は、査定者がクライアントの立場に身を置くのを助けてくれる、共感の拡大鏡だとフィンは言います。ただ検査の結果を突きつけるものではないということです。想像を超えることやわからなかったことが、その検査によってわかるということがとても大事なのです。面接だけでは限界があり、検査をしなければわからなかったというところです。そして、そこで重なりあって見えたクライアントの苦労に、いかに共感できるかということでしょうか。

カテゴライズされた診断と、ストーリーとなりうる診断を統合した仮説に基づいて、具体的な生活の関与を探っていきます。その仮説に基づいて本人の状況や家族の現況に沿って、無理なくできる治療プランを提案します。環境整備、薬物療法、関係者への説明などです。その際、暫定的といわざるをえない不確実な部分があるということ、そしてそれを継続的に探索していくということを伝えていきます。「あなたのことが、そんなに簡単にわかるものではないと思う。座って一五分でわかるわけがないし、三日、あるいは一年付き合っても、僕はあなたの苦しみもわからないところはわからないと思う」ということです。

また、検査にしても、たまたま今回こういう結果が出たが、次はどうなるかわからない。人間は時々刻々変わる生き物なので、決して断定することはできない。つまり、変化するし、育ちもするし、大きく化けることもあるかもしれないということを伝えていきます。現実の問題が軽減していくなかで、発達障害特性と思われていた特性が、どのような変化を示すかということにも注意を払い続けます。

発達障害というのは生活の障害だと僕は思っているので、生活の障害にな

＊39　スティーブン・E・フィン（野田昌道・中村紀子訳）『治療的アセスメントの理論と実践――クライアントの靴を履いて』金剛出版、二〇一四年

らなければその発達障害の特性は良い特性だと思っています。良い特性になってもらいたいという部分と、一方で、本人が困っている特性に対しては、解決策を一緒に考えていきたいと思っています。ですから、ここで行う診立てはとても重要になります。

Ⅳ

ＡＤＨＤとともに生きるために

語りを聴き続けるなかでの治癒

友だちにいじめられた、先生が私のことをわかってくれなかった、片づけようと思ったのについ忘れてしまった、「何回言ったらわかるんだ」と言われたので「何回言われても、きっとわからないと思う」と正直に答えたら怒られた。そんな話を延々と聞いていくなかに治癒のきっかけを感じます。構造化された精神療法や行動療法的なものではなくて、もっと小精神療法的なものというか、豊かに生きられなかった歴史を語るクライアントに耳を傾ける。語りを聴き続けるなかに治癒性が秘められているのだろうと思うのです。聴き続けるなかで、そもそものつまずきは、ＡＤＨＤから来ている部分であることを明らかにできなかったから（知らずにいたから）であって、最初からＡＤＨＤだと認識できていればよかったのだけれども、それはそれで難し

語りを聴き続けるなかに
治癒性が秘められているのだろうと思うのです。

いことだったし、誰も責められるものでもなかったよね、ということも伝えていきます。

ＡＤＨＤと診断された若者から言われたことがあります。「先生に診断されたところで僕の問題は変わらない。薬を飲んだところで、薬によって抑えられているということの屈辱に僕は耐えられない」。彼はそう言って服用を止めてしまったのです。僕はそれもそうだな、と思い、彼にもそう伝えたうえで、「じゃあ、薬は飲まないで、失敗しながらでも生きていこう」と言いました。

彼はたとえば、紙のメモという外付けハードディスクに情報を書くのですが、その外付けハードディスクを持参するのを忘れるという失敗をするわけです。その失敗を自分の中で幾度も繰り返しながら、仕方がないことなんだ、わざとでもないし、ふざけているわけでもなくて、それが僕なんだと、等身大の自分を受け止められるようになっていくのです。彼は数年前にピア・サポーターとなりました。「僕の目指すところは、どんなに失敗を繰り返しても、ＡＤＨＤ当事者として明るく生きていくことです」と、三〇歳を過ぎて彼は言いました。それが彼の選択した生き方なんだと理解します。立派だなと僕は思います。

努力不足ではないんだよ、方法、やり方が間違っていただけなんだよと、僕は言っています。うまくいかないことがあれば、それは君の問題じゃない。一緒に作戦を練った僕の問題でもある。君の努力不足じゃないんだ。障害があることを言い訳にしないで生きようよと、僕は伝えたいのです。

障害は対処すべき存在ですが、どういうふうに対処するかは人によってさまざまです。障害と共生するということもあるし、障害をコントロールしたい方もある。それは君の意思に合わせたい、と僕は伝えたい。ある程度のあきらめも含めて、改善する対策は必ずあると思うのです。ほどほどの生活のしやすさを目指した具体的な対応策を一緒に考えてつくることがあります。そこにはさまざまなやり方があって、たとえば、自分自身にメールを送る方法などもあります。最近ですと「Hey Siri（ヘイ、シリ）」と言うと、Siri が全部やってくれたりして、結構楽ですよね。でも、僕の所に来ている子どもは、それ以前に、自身のデバイスをなくしたときにブザーが鳴るという、紛

――――――――自分の抱えている課題に自身が納得いくかたちで、
落ち着いて前向きに一貫性を持って向き合い続ける、
ということなのです。

失防止トラッカーなるものを購入して、なんとか探し出せるように工夫しています。時間もお金もかかりますが、そういうふうに頑張っていますね。自分の抱えている課題に自身が納得いくかたちで、落ち着いて前向きに一貫性を持って向き合い続ける、ということなのです。

治療の柱

乳児期は、基本症状である多動性などから育てにくさが前面に出てきます。学齢期になると多くの失敗体験から、基本症状ではなくて、二次的な課題に悩みはじめます。思春期になると当然複雑化します。青年期になると孤立感、不信感が強くなってきて、無気力、抑うつ気分が出てきます。就学前の関わりとしては、われわれは親を応援すべきです。就学後は家族の応援に加え、学校との円滑な連携、薬物療法を提案していきます。思春期以降は、当事者が自らの課題として向き合えるよう、自己理解に基づいた応援をします。成人においては併存する障害に留意した対応をしていきます。

まず、症状の理解、そして理解者を増やすことに力点を置きます。さまざまな生活のつまずきはＡＤＨＤから派生したものであると原因を外在化します。個人の責任にするのではなく、ＡＤＨＤという状態を正しく理解してもらいます。そうした理解者を増やしたうえで、何を置いても環境調整を試みます。最初から個人の薬物療法にはいかず、まず環境を調整します。

そこでもうひとつ重要なことは、関わる人のメンタルヘルスに留意することです。保育士さん、学校の先生、そして特に親御さんは、その子との関わりとその子にあるＡＤＨＤを理解することにとても苦労しています。どうしても問題を外在化しにくく、ついついその子に良かれと思って指摘、叱責してしまいます。それを外在化し、その子の辛さに思いを寄せて、課題を小さくするよう環境を工夫する、当事者に関わる人のメンタルヘルスを支援することはとても大切だと僕は思っています。支援者が倒れてしまったら当事者は倒れます。

——— ADHDという状態を正しく理解してもらうこと、
環境調整、周囲の支援者のメンタルヘルスへの配慮。

ＡＤＨＤの理解、環境調整、周囲の支援者のメンタルヘルスへの配慮。この三つがあって、それでもなかなか改善しない場合、薬物療法を提案します。薬物にはメリットだけでなくデメリットがあります。このデメリットを伝えます。そして、さまざまな検査をした上で、薬物療法が行えそうだということであれば、使おうという判断をします。しかし、薬物療法は暫定的なものですから、経過を評価していくなかで途中でやめたり休んだりしながら、その一方で常に環境の調整、周囲の支援者のメンタルヘルスにも留意し、理解者を増やしていく、こんなことを延々と繰り返していくのがＡＤＨＤの治療の柱だと思っています。

ＡＤＨＤの薬物療法

ＡＤＨＤの治療薬には、二〇一八年一二月現在、メチルフェニデート塩酸塩徐放錠、アトモキセチン塩酸塩、グアンファシン塩酸塩徐放錠の三つがあります。メチルフェニデート塩酸塩徐放錠とアトモキセチン塩酸塩は子どもから大人まで使える薬です。グアンファシン塩酸塩徐放錠は二〇一七年五月に発売されたまだ新参者の薬です。このほかにメチルフェニデート系の中枢神経刺激薬が二つほど治験で使われているので、将来的には五〜六種類になる予定です（四つ目の薬物として、リスデキサンフェタミンメシル酸塩が二〇一九年二月二一日に厚生労働省承認となりました）。

① メチルフェニデート塩酸塩徐放錠

メチルフェニデート塩酸塩徐放錠は、現在はナルコレプシーにのみ使用されるメチルフェニデート塩酸塩であるリタリンという薬と同じく、中枢神経刺激薬です。覚醒剤類似の化学構造をしているので、依存症の問題をはじめ、いわゆる違法ドラッグのような感じで使われるのではないかという懸念はされています。

リタリンというのは、昔はアメリカでも不当売買されていました。大学のキャンパスでは、Ritalin の頭文字をとって「Rボール」などと呼ばれ、試験中に飲むと寝ないで頑張れるからと、少し高いお金で買って試験に臨む学生が多かったそうです。こうした乱用が問題視されていました。日本でも、二〇〇七年にリタリンが不当な使われ方をして使用中止となり、ADHDの治療薬から外されました。

リタリンはなくなりましたが、これと同じ中枢神経刺激薬、メチルフェニデート塩酸塩の薬がメチルフェニデート塩酸塩徐放錠です。カプセルに入っていて、浸透圧でしみ出る薬です。一気にドーンと出るのではなく、お腹の中にとどまって一〇〜一二時間ジワジワ出続けて、最後の殻だけが排出される。飲んでから一〇〜一二時間効くという薬です。主に多動性と不注意に効くといわれています。成分はリタリンと同じで、僕の臨床的感覚では、ADHDと診断された方の七〇％くらいには効くのではないかなと思います。

メチルフェニデート塩酸塩徐放錠を飲むと、副作用で食欲が湧かなくなります。そこで、今度は痩せ薬として闇売買されることもありました。痩せるのではなくて食べようという気持ちにならない、お腹がすかないのです。朝食後にメチルフェニデート塩酸塩徐放錠を飲むと、昼の給食が食べられず、薬効が切れてきた夕方くらいから少しお腹がすいてきて、夕食前にドカ食いをして、また夕食を食べるという子が多いです。一時的な食欲不振ですね。この薬は六歳から使うことができますが、この副作用が強いと小さいお子さんでは体重が増えませんし、成長遅延の報告もあります。

一八㎎、二七㎎、三六㎎の錠剤があるので、親御さんにも十分説明した上で一番少ない量から使っていく。時に食欲不振、そして血圧が少し上がり、頭痛、腹痛、口渇が出ます。一二時間程度の薬効があるので、遅い時間に飲むと不眠になってしまいます。この点には十分な注意が必要です。あとは定期的に血圧、心電図などを測ります。血圧が上がる方もいるし、脈が速くなる方もいます。心電図で重篤な異常が認められた方や心臓疾患のある方は使わないということになっています。甲状腺機能が亢進している方は、動悸もしやすくなりますのでそのチェックも必須です。またチック症のある方は、チック症状が悪化することがあるので、かなり注意が必要です（運動性チック、トゥレット症またはその既往歴、家族歴のある方は原則禁忌です）。

こうしたことを十分に注意し、本人と家族に説明してから使用を検討します。初診の段階ですぐに処方できる魔法の薬ではない。処方までに十分な説明と身体の検査が必要で、非常に時間がかかります。そして高額です。自立支援医療の診断書を出して、一割負担にでもしないかぎり家計を逼迫させます。それくらいの注意と配慮をして処方するのがメチルフェニデート塩酸塩徐放錠です。

②　アトモキセチン塩酸塩

二番目の薬として登場したのがアトモキセチン塩酸塩です。これは中枢神経刺激薬ではなくて、ノルアドレナリンに作用する薬です。もともとはうつ病の薬として開発されましたが、うつにはそれほど効かず、一方でＡＤＨＤには効くという話になって、ＡＤＨＤの薬としてデビューしました。

アトモキセチン塩酸塩の利点は、薬効が一二時間ではなくて二四時間という点です。一日中効いて、朝起きたときの不機嫌さがなく、朝の準備もすみやかに進む。メチルフェニデート塩酸塩徐放錠では、ＡＤＨＤのある子が朝だらだらと起きてきて、飲んでからようやくシャキッとするまで四〇分くらいかかるのですが、アトモキセチン塩酸塩の場合は理論的には薬効が二四時間なので、朝の目覚めも気持ちよくて、すっとスタートできるというわけです。これも小児から成人まで使用できます。

メチルフェニデート塩酸塩徐放錠はアンフェタミン系なので、登録のある医師・薬局でしか処方・受け取りができません。アトモキセチン塩酸塩はどの医師でも処方でき、どの薬局でも手に入ります。カプセル、錠剤のほかにシロップもあるので、小さいお子さんでも飲むことができます。ただし、飲む際には一週間以上の間をあけて、少ない量からゆっくりゆっくり増やしていかなくてはなりません。体重換算で一・二mg～一・八mg／kgの量を飲むのですが、僕の場合ですと一週間～一〇日でゆっくりゆっくり増やしていきますので、二カ月くらいかかります。メチルフェニデート塩酸塩徐放錠は一発勝負なので、飲んですぐに効きます。飲んでその日に効果が出なければ諦めるというくらい、メチルフェニデート塩酸塩徐放錠はわかりやすいです。アトモキセチン塩酸塩の場合は、ゆっくり増やしながら効果を判断します。

ゆっくり増やしていく段階で出やすい症状が動悸と頻脈です。胸がドキドキして苦しくなる。あと頻脈、脈が速くなる。血圧が上がります。心電図は必須です。あとは吐き気ですね。アトモキセチン塩酸塩で一番先に出るのが吐き気です。胃腸障害が出ます。飲んで気持ち悪くなっても、頑張って続けていくなかで軽減することも少なくありません。また、日中に眠気が出る方もいます。

③　グアンファシン塩酸塩徐放錠

グアンファシン塩酸塩徐放錠というのは、今のところ子どもにのみ認可されている新しい薬です（二〇一八年八月に成人適応を追加する承認申請を行っています）。もともとは血圧を下げる薬だったのですが、あまり効果がなかったそうです。ところが、ヨーロッパのほうでＡＤＨＤに効くという話が広がってきて使われるようになったようです。一㎎と三㎎の錠剤があって、これも二四時間有効です。ただし、血圧が下がります。そして徐脈になるので結構心配です。少し飲んで、ふらふらしたり、脈拍がさっと下がることがあるので、一番少ない一㎎からじっくりと使う。あと、日中の眠気が強くて飲めないという子もいるので、服用時間を工夫したりして、副作用のことをきちんと説明した上で始めていただくのが注意点です。

四つ目の薬、リスデキサンフェタミンメシル酸塩については、今後、臨床的な情報がそろってくると思います。現時点では、この薬物の有効成分が覚醒剤原料に指定されているので、厚生労働省の薬事・食品衛生審議会部会は厳重管理を承認条件としました。メチルフェニデート塩酸塩徐放錠同様に、処方できる医師や処方する薬局を登録管理します。また、この薬は先の三つの薬物の効果が不十分な場合にのみ使用することと決められています。

生活に折り合いをつけていくこと

――――そもそも、発達障害への対応はソーシャルワークです。
福祉、教育との連携も欠かせません。

ＡＤＨＤの治療方針は折り合いをつけて生きていくことです。周囲が理解を示し、自己肯定感が下がらないようにして、仲間に支えられて、自分の力が発揮できるということが目指す姿になります。

そもそも、発達障害への対応はソーシャルワークです。狭義の医療はほとんど役に立ちません。環境調整はソーシャルワーカーの仕事です。福祉、教育との連携も欠かせません。

ネーブン（Neven, R. S.）というオーストラリアの精神科医は、「ＡＤＨＤという診断は鵜呑みにしてはいけない。それ以外の多様な要因のせいで、子どもに問題が生じている可能性がある」と言っていますが、本当にそうだなと思います。ネーブンは著書[*40]の中でアタッチメントの問題をずいぶん指摘していました。そして、つねに状況の複雑さを考慮して、学際的な視点をもつことが求められるとも述べています。

＊40　ルース・シュミット・ネーブン、ヴィッキ・アンダーソン、ティム・ゴッドバー（田中康雄監修、森田由美訳）『ＡＤＨＤ医学モデルへの挑戦――しなやかな子どもの成長のために』明石書店、二〇〇六年

こうした多面的な視野のなかで、ＡＤＨＤと診断された子どもや青少年のニーズを理解するには、必然的にすべての子どもたちのニーズを理解しなければならない。逆にいうとＡＤＨＤと診断されたお子さんがいきいきと生活ができる環境というのは、すべての子どもたちがいきいきと生活できる環境だということです。

注意に対する戦略

では、子どもたちがいきいきと生活できるためにどう環境調整したらよいか、ということですが、これはごく一般的なことです。

注意については、とにかく邪魔なものを排除するというのが鉄則です。学校の教室の中から注意が散漫になる要素をなくしましょう。教室というのは実は、注意を散漫にするアイテムが非常にたくさんあります。黒板の上には

――注意については、とにかく
邪魔なものを排除するというのが鉄則です。

「空に向かって飛べ」「一年二組、最高」などと書いた貼り紙があったり、色紙で作った花が飾られていたり、日直や当番の名前が書かれていたりと、黒板の周辺は不要な情報であふれています。横を見ると、先生の机の上は宝の山のようになっている。ふと、窓際を見ると水槽がある。壁側を見るといろいろなものが貼ってある。その中で黒板の板面だけに集中しろというのは、非常に難しいことなのです。不要なものはそのつど排除して、なるべく無味乾燥な空間がよいというのが、注意に対する戦略です。

指示は短文で出します。「前を見よう」「鉛筆を持とう」「しまって」という具合です。「まず鉛筆を持って、その前に机の中に教科書やノートは全部しまって！　あ、消しゴムは忘れるなよ」などとダラダラと指示をすると、相手から何を言われているか全然わからなくなってしまいます。だから、指示する際には非常にシンプルに短く伝えるように心がけておく。あと、気が散らないように、なるべく前の席に座ってもらって、ときおり先生が目配りをする、声かけをする、肩に手をやるなどして、はっと気づかせる。後ろのほうに座ると、先生の注意が行き届かないだけでなくて、前の席の子の動きが目に入ってしまい、それを飛び越えて黒板を見るというのは難しいのです。

コープランド（Copeland, E. D.）[*41]によれば、机と机の距離はある程度あけて、パッと手を伸ばしてもぶつからないくらいのスペースが望ましいと書いてありました。日本の教室ではなかなか難しいかもしれませんが、実際、肘が少しぶつかっただけでも喧嘩になるわけです。耳も周りのいろいろな雑音を全部拾ってしまいます。オープン教室のような環境は最悪です。廊下側の席なら、隣の教室の声だけでなく、バタバタと歩く音も聞こえてくる。窓際に座ると、今度は外の景色が気になってしまいます。『窓ぎわのトットちゃん』[*25]（本書六一―六二頁）がそうでしたね。言い換えれば、構造を上手に工夫することで、注意をアップすることができる。これが注意の戦略ですね。

衝動性への対応

――――良い場面があればすぐにほめる。
正しい行動や正しい行為を明記したものを、
目のつくところに示しておくとよいでしょう。

衝動性については、調整はほとんど無理です。気がついたときにはもうやっている。コントロールできるようなら、衝動とは言わないですよね。こちらが、いかにそのことを見過ごすことができるかに尽きるでしょう。その子のせっかちなところに気がいってしまうと、「ちょっと待ちなさい」「何をやっているの」「手はおひざ！」などと、言い続けなくてはならなくなります。「もうしょうがないな」と思ったほうがよいです。逆に良い場面があればすぐにほめる。正しい行動があったら、とにかくすぐにほめる。正しい行動や正しい行為を明記したものを、目のつくところに示しておくとよいでしょう。

口うるさく言うと、言葉に感情が乗ってくる。「静かにしなさいね」と「静かにしろ」では、同じ「静か」という言葉でも伝わる感情が違います。感情に敏感な子どもの場合は、言葉ではなく感情を先にキャッチしてしまいます。「あっ、怒っている」と感じたら、即シャットアウトです。そうする

＊41　エドナ・D・コープランド、ヴァレリー・L・ラヴ（田中康雄監修、海輪由香子訳）『教師のためのLD・ADHD教育支援マニュアル』明石書店、二〇〇四年

と、いかに先生が一生懸命、「お前、ちょっと俺の言うことは聞いているのか」と言っても、耳が受け付けません。

こちらが冷静に対処するには、「前を向いて授業を受けよう」と紙に書いて貼っておいて、「ほら、○○君」と言いながら紙を指さして、そこに目が行くようにするとよいですね。そうすれば、目から入る情報と耳から入る情報が一緒にならなくてすみます。感情がそこにはないので、子どもは「あっ」と気づく。気づいたら、「そうだよ、よく気づいたね」と言って、気づいたことをほめるということです。

「廊下は静かに、右側を歩こう」と、学校の廊下に貼るのもとてもよいです。正しい行動が貼ってあれば、それに従うことはできるんです。「廊下を走るな」というふうに禁止文で書くのはおすすめできません。「スキップしているんです」と返してくる子どもがいて、「スキップも走るのも同じだ」と言おうものなら、「違います、スキップはこうでしょう? 走るというのは……今から走ってみせます」という具合に遊びになってしまいます。「芝生に入るな、立入禁止」と書かれていれば、「じゃあ、座って入ります」と

――――――――説教、批判はなるべくせずにその場から離して、
一人で考える時間を与えることです。

いうようなやりとりになるのです。ピュアなＡＤＨＤの子というのは機転も効くし、揚げ足も取ります。だから、なるべく禁止文ではない表現にしたほうがよいのです

昔、アメリカにＬＤの研修に行ったときに、教室に「Stop! Thinking! Action!」と書いてあって、すごいなと思った。まず、止まれ。そして、考えろ、それから動けと言うんですよね。実際にやるのは難しいけれども、標語としては非常にわかりやすい。別の小学校では、廊下の真ん中に鉢植えか何かを置いて、右と左を分けていました。真ん中を走らせないように、上手にブロックしているのですね。そうすると、右側から左側に突っ切るような子はいなくて、真ん中の鉢植えに気をつけながら通ります。こういう働きかけは大切です。

一方で、衝動性には、良くない行動として現れる、という問題もあります。パーンと手が出る、叩いてしまうという部分です。これに対しては説教や批判をしても無意味です。特に交換条件で、「そんなに叩いてばかりいるなら、次の授業には参加しなくていい」などと言ってしまうことがあります。けれ

ども、彼らの中で授業に参加しないことと手を出すことがリンクしないのです。「何だかわけがわからないけれども、ともかくこの先生は俺を嫌っている」というふうにしか思えない。説教、批判はなるべくせずにその場から離して、一人で考える時間を与えることです。落ち着いたら、先ほどの行動を責めるのではなくて、本当は何がしたかったのかを聞いてみる。「叩きたかったわけではなくて、本当は注意をしたかった、文句を言いたかった、いつも自分のことをばかにしているので腹が立っていた」と答えたのなら、「それを知りたかったよ」と言って、次はどうしたら改善できるかを考えていこうと導くことです。

ここまで丁寧に関わることは、今の学校現場ではなかなか難しいと思います。まずは頑張ったことをほめること、頑張らせる目標を立てることのほうがよほどよいでしょう。教頭先生や校長先生がほめると、なおよいです。校長先生にほめられたという勲章をもらって、別格の気分になるでしょう。

あらかじめ行動のルールや約束を取り決めておくと、それを守れたら称賛できるので、よい機会になります。「君は本当に律儀だね」というように、今まで言われていないことを言うと、すっと入ります。彼らは、「また、お前か」「きっとお前も」「お前はいつも」と言われ慣れているし、こちらも、「何回言ったらわかるんだ」という言葉を何回言っているのかわからなくなるような、不毛な持久戦の悪循環に陥ってしまっています。ほめることを頑張っていると、ピュアなＡＤＨＤの子は、「そんなところでほめてくれるんだ」とうれしくなって、先生とのやりとりがうまくいったりします。

それでも難しい場合は、先に述べたＡＤＨＤの薬物療法を検討します。

多動への理解

多動については、抑えてはいけない、と言いたいです。ともかく「動ける保障」が重要です。彼らの脳はとにかく動きたいのです。多動のある子は、踊りながら、あるいは鼻歌を歌いながら勉強をする。エアロバイクをしなが多動については、「動ける保障」が重要です。
彼らの脳はとにかく動きたいのです。

ら勉強をするほうが頭に入ると言う子もいます。「ながら」でないと、違うことを考えてしまうのです。たとえば学校では、授業中でも教室内を移動する時間を設けたりして、適宜、体をスイングできるとよいでしょう。ただし、動ける保障は先生がコントロールするようにして、ちょっとした小休止、背伸びやストレッチなどを取り入れるとうまくいきます。さらに、多動性のある子に模範演技を頼むようなかたちで、みんなの前でストレッチをやってもらったりするのも、役割意識や達成感がもてるし、体も動かせるのでよいかもしれません。

あとは、完璧な態度を求めないということです。多動なだけでなくて、だらしないように見えるところがあります。一般に発達障害系の方は腹筋と背筋が弱いように思います。すると机に向かっていてもひじをついたり、伏せていたり、何となくだらけた感じになるのですが、それはしかたがないと割り切るしかないのです。とりあえず勉強はしているのであれば、姿勢が崩れていようが、寝ころがって読んでいようが、「よし、よく勉強をしている」というふうにほめていく。「まず、座れ」などと言うと、勉強をする気がなくなります。関わる側が、多少のだらしなさを容認できるかどうかということが非常に重要です。

教室移動のときには、たいてい姿が見えなくなります。たとえば、音楽室に行く途中にどこかに引っかかってしまう。そういうときは、単独行動ではなくてグループで一緒に移動したり、その子に音楽室の鍵を渡して、「君が最初に行かないと音楽室が開かないから、頼むぜ」などと言ったりして役割意識を持たせたるのがよいですね。「君に旗を持たせるから、間違えずに行ってくれよ。みんなは君の後ろについていくんだからね」とか、いくつかパターンがありそうです。

学校はほめられる場所

古典的ではありますが、ピュアなＡＤＨＤのお子さんに関しては、不注意、衝動性、多動性についての戦略はあるということです。本人に説明して、「とりあえず一週間頑張ってみない？」と言って、うまくできたらほめる。

昔、僕がすごいなと思った先生は、お手製のハンコを用意していました。ハンコには「あっぱれ」と書いてあって、うまくできたらバンと押す。子どもたちは、ハンコを押してほしいと思うわけです。だいたい九歳前後くらいまでは通用しますので、小学一～三年生までにそういう方法でうまく関係を築いたり、「学校は楽しい、学校はほめられるところだ」ということを学習できたりすると、二次障害で苦しむようなことが多少は減ります。

ただ、そこにもうひとつ、友だち関係の問題が出てきます。子ども同士が励まし合えるかどうかが重要です。これは子どもたちの自尊心とも関係していきます。そのためには認め合える学級づくりが鍵になります。

学校には帰りの会というものがありますが、これは今も昔も変わらないようですね。以前、教室を見学させてもらったときのことです。日直が前に出てきて、「これから帰りの会を始めます」と言うと、「はい」と言ってみんなが手を挙げはじめました。

「田中君が一時間目の休み時間に僕の消しゴムを取りました。田中君、謝ってください」

「すみませんでした」

「ほかは？」

「はい、田中君が二時間目の休み時間に何々しました、謝ってください」

こんな具合に、田中君は帰りの会で五回も非難され、そのたびに田中君は謝るわけです。担任の先生は、それを後ろでじっと見ている。五回もやり玉に上げられて、集中砲火で大炎上をして、当の田中君は早く帰りたいから机の上にランドセルを置いて、ランドセルをたたきながら、「すみませんでした」「すみませんでした」と謝る。

きわめつけは、最後に手を挙げた女の子のひとことです。「田中君が昼休みに、ここでは言えないようなことを私に言ったんです」。すると、田中君が「俺が何を言ったんだ？」と言い、女の子は「ここでは言えない」と言って、「何を言ったかわからないけれども、すみませんでした」と謝らされるわけです。田中君、これは傷つくだろうなと思いました。

——子ども同士で励まし合う機会をつくるだけで、
学級の雰囲気はだいぶ違ってきます。

あとで担任の先生と話すと、「いや、それどころじゃないんですよ。田中君は、上履きはなくすは、外履きは捨てるは、毎日大変なんです」と言っていて、ああ本当に大変なんだなと感じました。天真爛漫なADHDの子であっても、次第に子ども同士から排斥されることもあります。そうなる前に、励まし合えるような学級の環境をつくっていかなければなりません。

以前に読んだアドラー心理学をベースにした学級づくりの本では、「学級でほめ合う」というプランが紹介されていました。僕はこれは良い方法だと思っています。たとえば、帰りの会で、「今日は一〇月一五日ですから、出席番号一五番の田中君をみんなでほめてから帰りましょう」と言って、田中君に前に出てきてもらいます。そして、「田中君、今日はみんなからほめられるから聞いていてね」と言って、端から次々にほめるわけです。

「えーと、田中君は……田中君は元気」

「元気ですね。じゃ、次どうぞ」

「田中君の今日の給食の食べっぷりは良かった」

とにかく何でもいいからほめるということをやっていく。人をほめることは、ソーシャルスキルの練習にもなります。そして、ほめられたほうも気持ちがよくなる。ほめられると、次は自分がほめようという気持ちが出てくるので、良い循環ができていきます。

ほめることがないときには、「人をほめる五つの言葉」なるものを、黒板のわきに貼っておくとよいです。SSTの手法ですね。「人をほめる五つの言葉＝〈元気〉〈明るい〉〈助けてくれる〉〈優しい〉〈がんばりや〉」などのように書いておいて、困ったときには五つのうちからどれかを選んで言うことにする。何もないと思っても、必ずひとつは言うことにしておくと、「えーと、あえて言えば優しい」などというコメントが聞けて、結構うまくいきます。このように子ども同士で励まし合う機会をつくるだけで、学級の雰囲気はだいぶ違ってきます。

――― 間違えた行動は、叱る前に正しい行動を教える、というのが鉄則です。
恥かしい思いをさせない配慮がポイントだと思います。

自尊心への配慮

あと、間違えた行動は、叱る前に正しい行動を教える、というのが鉄則です。「なんでお茶碗を割ったんだ。どういうつもりでそんなことをしたんだ」と責めると、「お茶碗が勝手に割れたんです」と答える。「勝手に割れたはずないだろう」と言うと、「手からこぼれたんです」「なぜ手からこぼれたんだ」「力が抜けて」という具合に、だんだんわけのわからない話になってしまいます。

そうではなくて、「とりあえず、お茶碗を落として割ったのはしょうがないから、次からどうしたらいいかを考えよう。まず、手に持って運ぶんじゃなくて、お盆に載せよう」というふうに正しい行動を一緒に考えていったほうが改善策につながります。子どもは怒られると、次からはとぼけるようになります。うそをつく。「いや、俺じゃない」「山田君がぶつかってきたんだ」とか。山田君が「いや、俺じゃない」と言うと、「山田君はうそをついています、先生」などと言って、山田君との戦いになってしまう。そうすると、クラスはどんどん殺伐とした雰囲気になっていきます。

これも自尊心の問題になりますが、先生がその子どもをけなすと、周りの子もその子をけなします。先生がモデルになります。だから、みんなの前で辱めたりしてはいけない。先ほどの帰りの会の例のように、大炎上をして、先生もいるのに「田中君も反省しているようだから、その辺にしておきなさい。今日は田中君の悪口の会じゃないから」と言って守ってもらえなかったら、子どもたちは言いたい放題で、田中君はスケープゴードになってしまうのです。恥かしい思いをさせない配慮がポイントだと思います。

整理整頓のサポート

整理整頓が苦手なＡＤＨＤの子にとって一番よいのは、ものはすべて一カ所にまとめて置くということです。学校であれば、机のわきに段ボール箱を置いて、そこにランドセルの中身を全部入れてしまいます。ランドセルは空っぽにして、後ろのロッカーに置いてくる。必要なものは、その段ボール箱から発掘すればよい。自分の物はここにしかないということにしておくと、箱の中になければ教室のどこにもないのだと割り切れます。

家庭でも同じです。整理整頓の苦手な人の場合、ポケットの多いカバンを使うと失敗します。どのカバンのどのポケットに入れたか忘れてしまうのです。僕は大人のＡＤＨＤの方のカバンの中身を見せてもらって、なるほどと思ったことがあります。ある方のカバンには掃除機のノズルが入っていまし

──────ADHDタイプの子は、心配事を低く見積もってしまう。
こちらは、ちょっとお節介なくらい
対策を一緒に練ることも必要かと思います。

た。別の方のバッグにはアイロンが入っていたりしました。どうしてこんなものがと思うけれども、入っている。逆に一生懸命カバンを整理して出かけたら、足りないモノばかりで困ったという話も聴きました。整理したら、本来入っているべきものが入っていないのです。結局、すべてのカバンをひとつの袋に集めて全部入れておくと、整理整頓の問題はクリアできます。

心配事は大きめに見積もる

ＡＤＨＤの子のアセスメントの結果を見ていると、その子の生きざまが見えてくるように感じることがあります。たとえば、Conners 3の学業に関する評価で、本人はあまり問題視していないけれども、数学の先生や国語の先生は非常に懸念していたりする場合があります。

ＡＤＨＤタイプの子は、どうしても心配事を低く見積もってしまうところがあります。心配なことはない、完璧だ、大丈夫だと、あらゆる問題を先送りして、心配事をつくらないようにする。追い詰められても、喉元過ぎれば何とやら、という感じで、深刻なことを深刻に捉えないように防衛策をとるのがＡＤＨＤの子のおなじみの行動パターンといえます。でも、本当は内心ではとても困っているはずです。ですから、こちらは少し大きめに心配事を見積もるようにして、ちょっとお節介なくらい対策を一緒に練ることも必要かと思います。

V

「生きづらさ」の複雑多様な背景

ＡＤＨＤは多様異種性

最初に話したようにＡＤＨＤの歴史は古く、その原因と障害の位置づけには、紆余曲折がありました。脳の器質的な障害から、多動性、衝動性、不注意という情緒と行動上の問題と位置づけられ、二〇一三年になって、ようやくＤＳＭ－５により発達障害のひとつと定義づけられました。

ＡＤＨＤが臨床現場に登場し始めたころ、山中康裕[*42]はＡＤＨＤの症状は「社会－心理的な問題に対する彼らなりの『反応』なのであり、『態度』」であり、『ＡＤＨＤ』としてくくられる子どもたちの、それら『症状』の原因となることや状況は、実にいろいろあって、単純な一対一対応ではない」と述べました。

実際、ＡＤＨＤタイプの子は、背景が変わると表面的な部分も異なってみ

―――――――― ADHDは、発達障害という枠組みを越え、
「症状群」として理解せざるを得ないのではないかという
考え方さえも成り立つかもしれません。

える場合がよくあります。あるいは表だってみえる症状が似ていることでADHDっぽく見えたのだけれども、これは実は違うかもしれないというような方々と出会うことも少なくありません。

発達障害全般に当てはまることかもしれませんが、一方で、ADHDの過剰診断という危険性もあれば、もう一方では過小診断の可能性があるといえると思います。それは、診断力の問題というよりも、そもそもADHDがもつ多様異種性に原因があると思うのです。ADHDは、すでに発達障害という枠組みを越え、今後さまざまな要因が検討され、あくまでも「症状群」として理解せざるを得ないのではないかという考え方さえも成り立つかもしれません。

＊42　山中康裕「ADHDの問題点と疑問」『臨床心理学』一一巻、六二六―六二九頁、二〇〇二年

アタッチメントの問題という視点

そのひとつがアタッチメントの形成不全、アタッチメント障害との鑑別の難しさです。現在アタッチメント障害には、対人面で過度に抑制した言動を示し、励ましも効果がなく、恐れと過度の警戒性と自他への攻撃性を特徴とする「反応性アタッチメント障害」と、見慣れない大人に積極的に近づきながらも、まったく誰彼かまわずベタベタし、社会的な脱抑制的行動を示す「脱抑制型対人交流障害」の二つがあります。

臨床的には、反応性アタッチメント障害は自閉スペクトラム症との鑑別で苦労し、脱抑制型対人交流障害はＡＤＨＤとの鑑別に悩みます。

アタッチメントの形成不全、アタッチメント障害のほとんどは、不適切な養育状況と関連します。でも、この不適切な養育状況とは、とても難しい養

――――― ADHDと後天性のアタッチメント障害の鑑別は
非常に困難であると、臨床場面でいつも痛感しています。

育状況のなかで、結果的に適切ではない関わりが一時期あるいは一定期間続いた場合のこともあります。それをすべて不適切な養育状況というのも、多少は無理があるように感じます。

僕は、生来性の発達障害、ここではADHDと後天性のアタッチメント障害、つまり脱抑制型対人交流障害の鑑別は非常に困難であると、臨床場面でいつも痛感しています。

やっかいなことに、発達障害が潜在的にあることで、後天的にアタッチメントの問題が生じる場合も否定できないのです。発達障害があることでの関わりのむずかしさに気づくまでの間に、叱責の嵐を受けて、結果的に傷ついてきたなかで、この両者が重なり合っている場合もあります。卵かニワトリか、どちらが先かというようなことです。

後天性のアタッチメントの問題が強いと思っても、実際は先天的な育てにくさがあり、個人面接をしたお母さんがぼろぼろ泣いて語り出すことがあります。「誰もわかってくれなかったけれども、本当に大変で、多動でどこにも行けないので部屋に閉じ込めて柱に縛ったこともある」というような話も出てきます。シングルマザーの場合ですと働かなくてはならないので、家のひとつの部屋に監禁状態にして働きに出ていたというような話は、何度か耳にしました。臨床場面でみせる二者関係が成立しないという難しさの背景にある、その子特有の落ち着きのなさ。これはよくあるパターンといえますが、こうした先天的な関わりにくさが背景にある場合もあるのです。

生来性のエピソードが実際は正常範囲であっても、養育者の主観によって強調される場合もあります。これは最近増えてきているように感じます。「うちの子はＡＤＨＤだと思うんです」と言って受診するのだけれども、どうもそうではない感じがする。家族療法的な視点でとらえると、家族の中にそういう人を置くことによって家族のバランスがとれているのかと思えたりもします。子どもに落ち着きがないから、夫との関係に、あるいは家族の誰それに問題が生じているという、一種のスケープゴードですね。確かに、その子には多少は落ち着きのなさがあったり、口調が生意気だったりはするのですが、それがＡＤＨＤといえるかどうかははっきりしません。しかも、その多くは学校など家以外では比較的問題なく過ごしている場合が少なくありません。しかし、それでも養育者はADHDという診断がつかないと納得がいかないものです。そうしてドクターショッピングを繰り返すなかで、その子のADHDの症状が実際に目立ってきたということもあります。

　語りのなかには、複雑に重なりあう部分もあると思うのです。詳しく聞いてみると、たとえば、親御さん自身が母子関係でひどく傷ついてきていたという、二世代にわたる養育の困難を抱えていることもあります。すると、お子さんにうまく向き合えない。向き合えないことで、お子さんがよりハイパーなアクションを起こす。そのハイパーなアクションを起こす子どもに、非常に辟易として拒否をすることで、自分が親にされたことをしているのではないかという罪の意識と、自分も同じようにしかできないという情けなさ、そして一瞬、親の姿に重なる自分といった一連のしんどさがワッと出てくる。

　あるいは、親御さん自身に生来性の発達障害が多少なりとも認められる場合があります。そのため、育ち合う関係性の中に、結果的にアタッチメントの障害が形成されたケースもあるのです。最初からつまずこうとする人はいないので、そういった親の歴史に思いを馳せていきながら、誰を責めるわけでもなく、アタッチメントの障害というのは、二世代、三世代にわたっている場合があることや、ご自身の症状も含めてアプローチしていく必要があることを一緒に考えていきます。

アタッチメント障害との鑑別

とりわけ、自閉スペクトラム症とアタッチメントの問題は鑑別が難しい場合が多いです。二者関係の成立のしにくさと、非常に不安定な距離感。自閉スペクトラム症では、時間をかけても距離感はあまり変わりません。お互いに知り合っても、ぐっと近づいてきたり、逆に離れたりということはあまりなくて、一定の距離感で淡々と過ぎていく。そのなかで、こちら側が向こうのチャンネルにシンクロしていくようにして馴染んでいく感じがあります。最初はとっつきにくいように思えても、徐々におなじみの方という認識ができてくると、最初の違和感が薄れて、話をするのがだんだん楽になっていく。非常にトラウマティックな方ですと、毎回来るときの顔が違ったりします。うまく同調できないけど、こちらは何とかチューニングしようとする。いつも壁が一枚あって、「もう結構です」と言うかと思うと、その壁が突然ガラガラと崩れてぐっと近づいてくることもあります。親和性の部分に非常に大きな差が生じる。これは感覚的なもの、主観的なアセスメントでしかないのですが、そういう部分での難しさがあるということです。

もうひとつの難しさとして、脱抑制型にみられる表面的ななれなれしさの問題があります。アタッチメントの問題を抱えている子どもの場合、ともかく相手の懐に入ることで攻撃を回避しようとしているかのようですが、その入り方が激しいときがあり、こちらがオロオロしてしまいます。親しき中にも礼儀ありといった敷居が、ポンと飛んでいってしまうようで、それでいて、親しくなったつもりで近づくと、「何で近づいてくるんだよ」と、パッとかわされる。この難しさというのは、脱抑制型に特有だと思います。ＡＤＨＤタイプの子は、グッと近づいていったときにも和気あいあいという雰囲気になりますし、うまくいかないときでも、「何かあったのかい?」と聞けば、「実はね……」というふうにやりとりができるのです。

また、ADHDタイプの子は日内変動がほとんどありません。朝起きてから夜寝る寸前まで多動です。一日中ずっと多動で、ソファで倒れるか、階段で崩れ落ちるか、脱皮のごとく服を脱ぎ捨てながら布団にたどり着いたんだね、というのがADHDタイプです。脱抑制型は日内変動があって、朝方は非常に機嫌が悪くてテンションが低い。どちらかというと不注意優勢型のように見えて、打てども響かずというような感じなのですが、だんだんテンションが上がってきて、夕方ころから非常にハイテンションになります。そうして眠れなくなったり、自分の世界に入りこんでしまったりします。Conners 3での評価をよくみると、場面ごとに特徴の出方が異なるという部分に、この日内変動を感じることがあります。

では、ADHDに自閉スペクトラム症が併存した場合、アタッチメント障害と鑑別ができるのかという点に関しては、僕もわかりません。そもそも自閉スペクトラム症とADHDの併存という判断も、そういえば簡単だけれど

――――――――ADHDタイプの子は
日内変動がほとんどありません。
朝起きてから夜寝る寸前まで多動です。

も、それは本当だろうかという疑問も出てきています。ADHDとして説明すると、その子の不注意が一見わかったような気になるけれども、実際、その不注意は、あるいは多動性はどこから来ているのだろうか。DSM-5の診断基準を鵜呑みにしないで、もう一歩踏み込んでいったほうがよいのではないかと思うのです。それをどう査定していくのかという具体的な方法が僕の中にあるわけではないのですが、ひとつの病態に対してさまざまな説から説明がつくような、連合体のような症状に対して、何かひとつの論法で説明しようとするのは無理がある気がします。

しかし、アタッチメントの問題に関しては、僕はおそらく今まで気がつかないまま臨床を行ってきたのではないかという反省もあります。また、アタッチメント障害とも一部重なるトラウマ体験に対しても、日々の臨床ではこれまで捉えきれていなかったという反省があります。たとえば、日常のものすごく些細なことに見えるようなできごとが、トラウマ体験として思わぬダメージをもたらしていることもあるわけです。幼いころに鳥につつかれた、ちょっとしたいたずらで落とし穴に落ちたということが大きなトラウマになったりしますね。アタッチメントの形成不全も、最初はそれほど語られることなく過ぎてきたのが、治療関係が進むと、実は隠れた対人関係の中で雪だるま式に膨れてしまっていた、というケースに出会うことがあります。

ひきこもりのケースでは、被害意識や対人不安が強くて、対人交流からみると自閉スペクトラム的なパターンを示していると思われるのに、小さいころはそうでもなかったということがあります。大人のＡＤＨＤと子どものＡＤＨＤはもしかしたら別な障害かもしれないという最新の調査の話と同じで、症状の出方が違うのかもしれません。それを判別する手立ては僕にはわからないのですが、臨床の実感として、そもそもＡＤＨＤの世界は結構複雑で、そうそう簡単には区分けできないという思いがあります。

自己形成にみる二者関係の影響

虐待との鑑別については、環境状況と子どもの内的な状況から見えてくるものがあります。攻撃性の排出にさらされ続けるなかで生まれてくる苦痛というのが、環境状況からくるつらさです。そして、その苦痛を軽減する養育機能がそもそも欠如している環境だと、そこで育つ子どもの心の内面にも課題が生じているはずです。

子どもは原初的な「うつ」の状態で生まれてくる、という考え方があります。泣きながらこの世に生まれてくる原初的な恐怖、不安が、養育の中で軽減されていくという経験を、早期の不適切な養育は提供しない、育ち育てられる関係性のなかで、ほっとする瞬間がない。だから、常に苦痛が増幅していきます。その苦痛は当初はあって当然だとみなされて生活が続いていきます。しかしある時点で限界点を超えてしまい、子どもが抱えた苦痛が攻撃性として排出されざるを得なくなる場合があります。それが、乱暴を働く、文句を言うというようなかたちで現れると、家庭内暴力のように判断され、安定した二者関係はますます築かれにくくなります。

子どもの内的状況に関しては、子どもが大きくなって人との関わりが増えてくると、またそこでいろいろな問題が起きてきます。このタイプの子どもは継続して安定した二者関係を保つことが難しく、情緒が安定しづらい面があります。担任の前で示す低いＡＤＨＤ傾向と、家の中で示す高いＡＤＨＤ傾向という部分の違いを見てもわかるように、自己が連続していないのです。そうすると担任の前で見せるＡ君と、親の前で見せるＡ君は同じ人間に見えないのです。

そうして、自己が断片化していく。自分が自分でないような感覚が存在する。これが深刻化すると、解離症状や多重人格を示したりして、また別の対応を講じる必要が出てくるのですが。いずれにしても、子どもの育ちというのは、まず安全で安定した二者関係が形成できたことでようやく自己が形成される、といってもよいでしょう。それなのに、虐待にさらされた彼らには安全で安定した二者関係が形成されにくい、それはつまり自己も不安定なまま形成されてしまうといえます。この影響は非常に大きいと思います。

逆に発達障害のある子であっても、安全で安定した二者関係があれば安定した自己をつくっていくことができるのです。時間はかかりますが、関係性を築きながら成長していくことができます。発達障害のある子であっても、当然、関係性をつくることができるのです。

ただ、発達障害の典型的な子の場合、自分から友だちを誘うのは難しいので、周りがアプローチしてくれることで関係性が築きやすくなるという部分はあります。彼らは、ただ、誘われるまで待つというすごい忍耐力があって、誘われたときにはノーとは言わない。でも、誘ってノーと言われたら世界が壊れるので誘わないようにしよう、あるいは誘ってもらえるような状況にもっていったり、ちょっかいをかけてもらえるように、ピエロのようにはしゃごうとする。

一方で、虐待を受けた子は、注目をされたら何をされるかわからないので、目立たないようにしよう、近づいたら逃げよう、とりあえず何でもいいからその場では「はい、はい」と聞いておこうというふうにして、連続する生活場面を分断していきます。偽りの自己との関係性を築くことで、生存が保障されるというのが虐待経験の子どもです。ところが、偽りの自己という部分と、一〇歳前後から出てくる本当の自分――周りから「君はこういう子だよ

――――――――発達障害の子どもが連続的に変化をしていくのに対して、
虐待経験の子どもは、偽りの自己と関係を続けながら、
ますます分断していくような印象があります。

ね」と言われていた、本当の自分というものとの直接対決がとても辛くなってくると、周囲に対して不信感が生まれたり、自虐的になったり、生きていこうという気持ちがもてなくなったりします。耐えられなくなって、刹那的になって、そうして自己は不安定なまま断片化してしまうのだと思うのです。

発達障害の子どもが連続的に変化をしていくのに対して、虐待経験を持つ子どもは、偽りの自己と関係を続けながら、どこかでそれを捨てて、本当の自己と関係づくりをしなくてはならなくなるのに、偽りの自己を捨てるのも怖いし、本当の自己と向き合うのも怖くて、ますます分断していくような印象があります。

ただ、そういう内的な状況はなかなか表には出てこないものです。ＡＤＨＤ－ＲＳで判定者によるギャップが見られるときには、Conners 3もあわせて取ってみると、もう少し細かなデータが見えるかもしれません。「ああ、なるほど」という出方をすることがあります。本人との関係性がしっかり結ばれていれば、Conners 3の本人用でセルフレポートを取ってみると、「この子は自分をこういうふうに捉えているのか」というのが少し見えたりもし

ます。そこをベースに面接を行うとうまくいくのかなと思います。

一人ひとりをより深く理解するために

ＡＤＨＤに関して言えば、一見診断がたやすく行えるような感じがして、すぐにＡＤＨＤのお薬が処方されるというパターンが、今の臨床の風潮のような気がします。僕はそれはとても危険なことだと思っています。

もう少し踏み込んで細かく見ていくと、環境要因を整えていくことで、十分にアプローチができるタイプの方も多いのです。何よりも、ＡＤＨＤを病気や障害とみなすのではなくて、生活の工夫の中で乗り越えることができる部分を、Conners 3 などを使いながら、細かく丁寧に伝えてあげられるのではないかという印象があります。ＡＤＨＤ－ＲＳの一八項目の主要因スケールは、症状の有無を確認評価するという点で有益ですが、Conners 3 には一

○○前後の項目があります。いろいろな項目を読んで回答していくなかで、わが子、その子を理解する過程、あるいは自己理解の過程が進んでいくのではないかと思います。親自身が、あらためてわが子を理解し直すという部分や、それを面接を深めていく手立ての指標にすることもできる。このようにして、検査を受ける労力が無駄にならないように、われわれはその子たちの安定した生活づくりに力を発揮していかなければならないでしょう。

この先、おそらくわれわれが臨床場面でみるであろう子どもたちは、半分は何らかの虐待経験、あるいはトラウマ体験をもつ子、もう半分は多様異種性で生来からの発達障害をもつ子ではないかと思います。いずれにしても、パッと見てパッとわかるような、典型的な教科書レベルの病態を示す方は、どんどんと減っていくような気がします。

不登校だけでなく、リストカットもそうですし、全般不安症、パニック症もそうですが、子どもたちが示す行動を見る際に、多面的な視点をもつことが大事ではないかと思います。一つは養育状況。これは別に親を否定批判するのではなくて、その子が本来得られるべき養育状況が正当に得られていたのかという冷静な判断と、同時に、正当な養育を提供しきれなかった親自身にある、何らかのしんどさにも目を向ける必要がある、あるいは二世代にわたって継続した問題も考える必要があるという意味です。もう一つは、非常に薄い発達障害的な傾向であっても事例化する場合があることも、僕たちは軽んじてはいけないと思います。

僕は、ＡＤＨＤ臨床を通して、日々を丁寧に生きるために、一人ひとりの、そしてその家族と関係者との「生活」に向きあい続けることの大切さを痛感しています。このゴールのない関わりこそが、臨床と呼べるものであろうと思っています。

おわりに

はじめに述べましたように、本書は、この二年間に行ったワークショップがもとになっています。

会場で聞いてくれていた金子書房の編集部、天満綾さんが、ＡＤＨＤのアセスメントに留まらずＡＤＨＤ臨床に対する姿勢として意味がある、と評価していただいたことに、僕は心から感謝したいと思います。

それでも限られた時間ですので、ＡＤＨＤの全貌を語るまでには至っておりません。しかし、今、僕が伝えたい優先事項はできるだけ盛り込んだつもりです。

本書は、天満さんが僕の口述を、なんとか読めるように修正してくれました。その後、僕も当時の勢いをそぐことがない程度に加筆修正をいたしました。

読まれた方にとって、なにかしら益があれば、それは天満さんのおかげです。そうでなければ、それは僕の責任です。忌憚ないご意見をいただければ幸いです。

平成最後の刻に

田中康雄

著者紹介

田中康雄（たなか　やすお）

医療法人社団 倭会 こころとそだちのクリニック むすびめ院長。北海道大学名誉教授。児童精神科医。臨床心理士。

1958年栃木県生まれ。獨協医科大学医学部卒業。旭川医科大学精神科神経科医員、国立精神・神経センター精神保健研究所 児童・思春期精神保健研究部 児童期精神保健研究室室長、北海道大学大学院教育学研究院教授などを経て現職。

主な著書に『生活障害として診る発達障害臨床』（中山書店、2016年)、『支援から共生への道Ⅱ――希望を共有する精神医療を求めて』（慶應義塾大学出版会、2016年）など多数。訳書に『Conners 3 日本語版』（金子書房、コナーズ、2012年)、『コナーズの評価スケールの臨床適用と解釈事例』（金子書房、エリザベス・P. スパロー、2013年)、『診断・対応のためのADHD評価スケール ADHD-RS【DSM準拠】――チェックリスト、標準値とその臨床的解釈』（明石書店、ジョージ・J. デュポール他、共監修、2008年）ほか多数。

ADHDとともに生きる人たちへ
医療からみた「生きづらさ」と支援

2019年5月31日　初版第1刷発行　〔検印省略〕
2019年6月 1 日　初版第2刷発行

著　者　田中康雄
発行者　金子紀子
発行所　株式会社 金子書房
〒112-0012　東京都文京区大塚3－3－7
TEL 03（3941）0111（代）
FAX 03（3941）0163
振替 00180-9-103376
http://www.kanekoshobo.co.jp

カバー装画　世永佳子
装幀　長尾敦子

組版　有限会社閏月社
印刷　藤原印刷株式会社　　製本　株式会社宮製本所

ISBN 978-4-7608-2182-2 C3011